Besser Fett weg als Fett dran

Wie du natürlich Bauchfett verlierst, deine Gesundheit erheblich erhöhst und konsequent fitter wirst

sinaveria

Bibliografische Information der Deutschen Nationalbibliothek.

Die Deutsche Nationalbibliothek verzeichnet diese Publikation in der Deutschen
Nationalbibliografie; detaillierte bibliografische Daten sind im Internet über https://dnb.de abrufbar.

Für Fragen und Anregungen: info@sinaveria.de

Zweite Auflage 2022

sinaveria GbR | Fechtenkamp 11 | D-59494 Soest

Weitere Informationen zum Verlag
finden Sie unter: www.sinaveria-verlag.de

Text: Mark Wittgenborn
Covergestaltung: Leonie Krickhuhn
Druck: CPI Druckdienstleistungen GmbH

ISBN eBook: 978-3-98601-006-5
ISBN Print: 978-3-98601-007-2
ISBN Hardcover: 978-3-98601-008-9

INHALT

EIN WORT ZUVOR

Wohlstandswampe! Rettungsringe! Bierfass! Food Baby! Viele Wörter existieren mittlerweile in unserer Welt und vor allem in den Industrienationen, die besonders von dieser zeitgemäßen Ausprägung des äußeren Erscheinungsbildes betroffen sind. Einhergehend mit den zusätzlichen Pfunden am Körper wächst der Wunsch, diese auch wieder loszuwerden. Gründe dafür sind jedem bekannt und variieren. Eines ist jedoch klar: Es geht um das Wohlfühlen!

Das Wohlfühlen! Die Bequemlichkeit! Und der Genuss! Diese Begriffe konkurrieren um unseren Bauch und die Zahlen auf der Waage. Hierbei erklären die einen, sie fühlen sich wohl, wenn sie nicht die Kalorien zählen und auch nicht auf ein Gläschen Wein oder ein kühles Bier und nicht auf das "leckere Essen" verzichten müssen. Dahingegen versichern uns die anderen (oft auch die gleichen), dass das Wohlgefühl mit dem Blick in den Spiegel sich auch nicht einzustellen vermag und bei denen dann auf der Waage die Zahlen zu "ABNEHMEN! ABNEHMEN! ABNEHMEN!" verschwimmen.

Nun, es gibt dahingehend nicht den einen richtigen Weg und auch nicht das eine richtige Gewicht. Es gibt aber viele verschiedene Möglichkeiten und das

Wohlgefühl muss jeder für sich in seiner eigenen "goldenen Mitte", wie uns Aristoteles lehrte, festlegen und mit sich vereinbaren.

ABNEHMEN UND ANDERE TRENDS ...

Sport, Ernährung und Gesundheit! Diese Themen sind aktueller denn je und gewinnen zunehmend an Bedeutung. Die Wampe der Menschheit wächst und die Anzahl an produzierten Rettungsringen verzeichnet Hochzahlen. Das Bewusstsein und die Informationen zum Thema "Healthy Lifestyle", Abnehmen und vielem mehr im Gesundheitssektor explodieren förmlich und begeistern mehr und mehr Menschen. Allein die Anzahl an eiweißreichen Produkten in den Kühlregalen mit der Aufschrift "High Protein" und Ähnliches zeigen doch bereits, dass wir längst nicht mehr in den Startlöchern eines Trends stehen, sondern schon auf seiner Welle surfen. Und die Sprache der Trendanhänger besitzt Worte wie *ausgewogene Ernährung, Paleo, Low Carb, Intervallfasten, Gym, Yoga, Proteinshakes, Smoothies usw.*

Machen dir diese Worte Angst? Mach dir nichts draus, denn dieser Lifestyle ist eine ganz eigene Welt und vielleicht wirst auch du sie näher kennenlernen und darin deine Begeisterung finden.

Vielleicht reicht es dir aber auch, ein bisschen was aus dieser Philosophie mitzunehmen und von den Produkten, die für diese Trendanhänger im Kühlregal stehen, zu profitieren. Das Hauptziel ist schließlich mehr Wohlgefühl. Der Schlüssel dazu – für weniger Fett – liegt in der Ernährung und dem Sport und ich gebe dir das richtige Know-how für einen fitteren Alltag und eine gesündere Lebensweise mit, mit der du automatisch Fett verlierst.

Lass dir aber noch eines gesagt sein: Den Erfolg trägst du in deinen Händen! Du musst deinen Arsch hochbekommen und du musst einkaufen gehen! Aber ich bin mir sicher, dass du genau das tun willst, sonst würdest du das hier nicht lesen ... viel Spaß dabei!

Teil I

Grundlagen Fett

Den Feind kennen

Fett ist in unserer Gesellschaft leider ein sehr negativ geprägtes Wort. Wer denkt bei Fett nicht auch gleich an "fett sein"? Dabei hat Fett sehr viele wichtige und positive Eigenschaften in unserem Körper, die ich dir hier kurz und knapp näherbringen möchte.

GRUNDLAGEN FETT

Um zu verstehen, was denn Fett überhaupt ist, welche Eigenschaften es besitzt, welche unterschiedlichen Arten an Fetten es gibt und welche davon gut und schlecht sind, müssen wir ganz von vorn anfangen: in der chemischen Zusammensetzung. Das heißt nicht, dass du dein Buch jetzt wieder zuschlägst, wie das Chemiebuch, weil das Wort "chemisch" darin vorkommt. Lies hier ruhig weiter; der Inhalt ist leicht verdaulich verpackt und wichtig für spätere Themengebiete, auf die wir eingehen.

Was sind Fette bzw. Fettsäuren?

Als Erstes wollen wir uns die Frage stellen: Was sind Fette? Bestimmt weißt du bereits ein paar Dinge über Fett. Ich zäume das Pferd trotzdem noch einmal von hinten auf. Dabei sind 98 % bis 99 % der natürlich vorkommenden Fette (weiter wollen wir nicht in die Materie einsteigen) Triglyceride. Das ist die normale Fettstruktur, die du aus der Schule kennst, und hat nichts mit Nitroglyzerin zu tun; keine Angst. Triglyceride sagen dir jetzt vermutlich auch nicht viel mehr. Es reicht jedoch zu wissen, dass dabei an einem Grundgerüst aus Glycerin drei (tri) Fettsäuren hängen. Diese Fettsäuren bestehen aus C-Atomen (Kohlenstoff), an deren Ende eine Methylgruppe, d. h. H_3C, hängt. Je nachdem, wie viele C-Atome zwischen dem Glycerin und der Säuregruppe sind, spricht man von kurz-, mittel- oder langkettigen Fettsäuren. Kurzkettige Fettsäuren besitzen 0 bis 4 C-Atome, die mittelkettigen haben 6 bis 12 und langkettigen Fettsäuren sind diejenigen, die über das Ziel von 12 C-Atomen hinausschießen.

Also kurz gesagt, sind Fette drei Fettsäuren (es können auch verschiedene sein, d. h. mit unterschiedlichen Längen) die an einer gemeinsamen Basis durch spezielle Bindungen chemisch gebunden sind. Wichtig bzw. ausschlaggebend für die Eigenschaften von Fetten sind die Fettsäuren, die aus C-Atomen bestehen, an denen einzelne H-Atome gebunden sind. Je nachdem, wie viele C-Atome eine solche Fettsäure besitzt, ändern sich die Eigenschaften der Fettsäuren und somit der Fette, wodurch verschiedenen Wirkungsweisen entstehen, die wir für unseren Körper nutzen können, damit wir gesund und fit sind und unser Gewicht sogar reduzieren können.

Gute und schlechte Fette

Du kennst jetzt unsere Fettsäuren mit ihren C-Atomen und du weißt, dass die Kettenlänge ausschlaggebend ist. Dabei kommt jetzt noch eine zweite Eigenschaft hinzu, und zwar können die einzelnen C-Atome entweder mit einer `Einfachbindung´ (du erinnerst dich vielleicht an die Schule: ein einzelner Strich zwischen zwei Atomen) oder aber mit einer `Doppelbindung´ (das entspricht dann zwei Strichen) verknüpft sein. Wenn alle C-Atome nur einen Strich zwischen sich haben, dann spricht man von gesättigten Fettsäuren (das kennst du bestimmt von den Lebensmittelverpackungen, wenn es heißt: "Fett; davon ungesättigt; bzw. ist der Rest dann wohl gesättigt). Du ahnst wohl bereits, dass die Fettsäuren, die zwei Striche haben, die ungesättigten Fettsäuren sind.

Vielleicht sind dir auch schon die Begriffe *mehrfach ungesättigte Fettsäuren* und *einfach ungesättigte Fettsäuren* untergekommen. Diese Unterscheidung bezieht sich auf die Anzahl an `Doppelbindungen´ (zwei Striche zwischen den C-Atomen), die in der Fettsäure, also der Kette aus C-Atomen, zu finden sind. Wenn es insgesamt nur eine Doppelbindung in der Kette gibt, dann ist es eine *einfach ungesättigte Fettsäure*. Alle Fettsäuren mit mehr als zwei

Doppelbindungen zählen zu den *mehrfach ungesättigten Fettsäuren*.

Nachdem wir gerade so schön in den Begriffserklärungen stecken, gehe ich gleich noch auf eine weitere Gruppe von Fetten ein, die du bestimmt kennst: die Omega-3- bzw. Omega-6 Fettsäuren. Beide Fettsäuregruppen gehören zu den mehrfach ungesättigten Fettsäuren, sprich, sie haben mehr als eine Doppelbindung in der C-Atom-Kette. Die Bezeichnungen 3 und 6 stehen dabei für das C-Atom, an dem die erste Doppelbindung zu finden ist. Dabei zählt man von hinten (das entspricht dem O*mega* [Ende]) nach vorn. Das heißt, dass bei insgesamt 18 C-Atomen, die eine Fettsäure bilden, die erste Doppelbindung zwischen dem 15. und 14. C-Atom liegt; dies entspricht einer Omega-3-Fettsäure. Liegt die erste Doppelbindung von hinten gerechnet zwischen dem 13. und 12. C-Atom, handelt es sich um eine Omega-6-Fettsäure. Dies sind die gängigsten und im Alltagsgebrauch immer wieder verwendeten Begrifflichkeiten, die du jetzt schon einmal gehört hast und dir in etwa vorstellen kannst, was sich hinter den Bezeichnungen verbirgt.

Nach diesem Rundumschlag mit Fachwörtern und einem kleinen Chemieexkurs weißt du zwar, welche Unterscheidungen es innerhalb der Fette gibt – gesättigt/ungesättigt; kurz-, mittel-, langkettig; Omega-3-/Omega-6 Fettsäuren –, allerdings fragst du dich bestimmt, was dir das jetzt bringt und was das bedeutet. Warum sagen alle, dass Omega 3 so gut und wichtig ist und wie sieht es mit den anderen Fettsäuren aus? Wie wirken sie zum Beispiel auf den Körper?

Per se lässt sich nicht sagen, ob Fette gut oder schlecht sind. Es ist wie oft im Leben: Das rechte Maß der Dinge und Ernährung bzw. die Verstoffwechselung wird von genetischen Komponenten zusätzlich beeinflusst, wodurch Pauschalisierungen ebenfalls nicht sinnvoll sind. Wichtig zu wissen ist jedoch, dass Fett essenziell für eine gesunde Ernährung und auch für einen gesunden, widerstandsfähigen und fitten Körper ist. Dafür gibt es beispielsweise Aufnahmeverhältnisse von Fetten zueinander, die diese positiven Auswirkungen auf den Körper fördern. Daraus abgeleitet kann ich dir sagen: Es gibt keine schlechten Fette, sondern höchstens schlechte Verhältnisse. Lediglich auf eine Gruppe trifft diese Aussage nicht zu und das sind die Transfette! Hast du den Begriff schon einmal gehört? Wenn ja, kennst du ihn bestimmt aus der Fast-Food-Branche: frittierte Sachen wie Pommes oder die beliebten "curly fries", Chips, aber auch oft Margarine oder Nuss-Nugat-Cremes. Allgemein ist Fast Food der Ursprungsort der Transfettsäuren. Der Wortteil \`trans´ bezeichnet hierbei eine Doppelbindung, die die räumliche Struktur der Fettsäure beschreibt.

Das bedeutet, dass (in diesem Fall) ein kleiner Knick in der C-Atom-Kette entsteht. Wenn diese Fettsäure dann vom Darm aufgenommen wird, wird sie im Körper weiterverarbeitet und für wichtige Bauteile verwendet. Diese Bauteile sind dann jedoch von schlechter Qualität und wirken sich demnach negativ auf den Köper aus, indem zum Beispiel vermehrt schlechtes Cholesterin (LDL) gebildet wird, das bekanntlich zu Herzproblemen und Blutflussschwierigkeiten (zum Beispiel Arterienverstopfung) führen kann.

Allerdings ist auch hier Vorsicht geboten. Neben LDL gibt es auch das HDL, das gute Cholesterin. LDL sollte jedoch nicht vollkommen verteufelt werden, denn wieder spielt das Verhältnis von LDL zu HDL die entscheidende Rolle. In einer Dysbalance hat das LDL negative Auswirkungen auf den Körper. Zu geringen Teilen wird es jedoch auch vom Körper benötigt.

Also kurz und knapp: Finger weg vom Junkfood! Schütze deinen Körper vor den Transfetten! LDL ist nur ein Beispiel für negative Begleiterscheinungen.

Da es in diesem Kapitel um schlechte, aber auch um gute Fette geht, möchte ich noch etwas über die positiven Seiten der Fette sprechen. Sowohl gesättigte als auch ungesättigte Fettsäuren erfüllen wichtige Funktionen in unserem Körper. Diese Funktionen sind sehr zahlreich und noch längst nicht alle aufgedeckt. Ich will dir die wichtigsten Eigenschaften, die Fette für uns Menschen bereithalten, aufzeigen.

Zum Ersten – und das betrifft Fette allgemein – schauen wir uns die Vitamine an. Du fragst dich, was Vitamine mit Fetten zu tun haben? Berechtigt! Es ist aber eine ganze Menge oder besser gesagt, eine essenzielle Funktion, sodass wir die Vitamine, die wir so mühsam durch das Essen von Gemüse unserem Körper aufzwingen, auch aufnehmen können. Es gibt zwei Gruppen von Vitaminen; die wasserlöslichen: Vitamin C und B-Vitamine und – aufgepasst – die Fettlöslichen: Vitamin A, Vitamin E, Vitamin D und Vitamin K (EDEKA). Diese Vitamine benötigen Fette, damit sie unser Darm überhaupt aus der Nahrung aufnehmen kann. Andernfalls rutschen diese Vitalstoffe direkt ins stille Örtchen. Schade drum! Es ist also sinnvoll zu jeder Mahlzeit mit Obst, Gemüse und Samen/Nüssen (wobei diese meist Fett enthalten) ein wenig Fett zuzufügen. Das kann ein Stück Butter in der Gemüsesuppe sein oder ein Schuss Olivenöl.

Die gesättigten Fettsäuren finden sich in der Regel in Butter bzw. Milchfett, Fleisch und Kokosfett. Gesättigte Fettsäuren v. a. kurzkettige Fettsäuren sind unabdingbar für einen gesunden Darm und eine gesunde Darmschleimhaut sowie einige hormonelle Mechanismen. Gesättigte Fettsäuren sind also nicht gleich schlecht. Überleg dir doch einmal, wie indigene Völker, deren Hauptnahrungsmittel Kokosnüsse und deren Produkte sind, ein langes und gesundes Leben führen können. Dennoch gibt es einige Komponenten, auf die geachtet werden sollte. Einmal ist der Konsum von gesättigten Fettsäuren aus tierischen Produkten von vielen negativen Begleiterscheinungen geprägt, was vor allem auf die heutige Tierhaltung zurückzuführen ist oder aber die Verarbeitung von tierischen Produkten, wie Wurstwaren, die einen sehr hohen Nitrit-Gehalt aufweisen, das schädlich für unseren Körper ist. Es empfiehlt sich also, pflanzliche Fette zu bevorzugen. Außerdem werden heutzutage genügend gesättigte Fette aufgenommen, sodass in der Regel kein besonderes Augenmerk darauf gelegt werden muss, genügend gesättigte Fettsäuren aufzunehmen. Eher im Gegenteil. Es sollte eher darauf geachtet werden, nicht zu viel gesättigtes Fett aufzunehmen, da in Fall von Dysbalancen, d. h. zu viel gesättigtes Fett in der Nahrung, negative Wirkungen im Körper ausgelöst werden können. Du kannst das ganz einfach vermeiden, indem du zum Beispiel nicht zu jeder Mahlzeit Fleisch isst und nicht immer Butter auf dein Brot schmierst. Spare aber auch nicht am falschen Ende: Ein Gemüsewok in Kokossoße wird deinem Körper guttun und besser sein als ein Wurstbrot mit Salami und Butter. Fazit: Gesättigte

Fettsäuren solltest du aus pflanzlichen Quellen bevorzugen, denn auch gesättigte Fettsäuren sind für den Körper relevant. Ein Zuviel führt zu negativen Auswirkungen in deinem Körper.

Die ungesättigten Fettsäuren sind ebenfalls wie die gesättigten Fettsäuren wichtig für den Körper. Sie fördern die Herzgesundheit, das Blutsystem und die Funktionalität der Nerven; auch im Hirn. Hierbei taucht der Begriff *essenzielle Fettsäuren* auf. Diese sind nur in den ungesättigten Fettsäuren zu finden und können vom Körper selbst nicht hergestellt werden. Zu den essenziellen Fettsäuren gehören Omega-3- und Omega-6-Fettsäuren, die zu den mehrfach ungesättigten Fettsäuren zählen und die relevantesten Auswirkungen auf den Körper mit sich bringen. Allgemein lässt sich sagen, dass der Körper ungesättigte Fettsäuren braucht und diese mit weniger Vorsicht zu genießen sind als die gesättigten Fettsäuren, solange du dir eine Faustregel merkst: Das Verhältnis von Omega 6 zu Omega 3 sollte bei etwa 5:1 liegen. Aktuell liegt dieses Verhältnis bei 15:1 bis 20:1. Ein Übermaß an Omega-6 wirkt entzündungsfördernd, stört den Hormonhaushalt und führt zu weiteren Dysbalancen in wichtigen Körpersystemen. Omega 3 hingegen wirkt entzündungshemmend, gesundheitsfördernd und hat eine besonders wichtige Eigenschaft: Es schützt unsere DNA vor Zerstörung und verlängert deren Lebensdauer.

Somit ist es auch krebsvorbeugend und trägt zum Anti-Aging-Prozess bei. Omega 6 ist vor allem in Fleisch zu finden und in tierischen Produkten. Das ändert sich nur, wenn die Tiere naturgemäß gehalten werden. Das heißt, eine Kuh, die Gras frisst, gibt Milch und Fleisch, das Omega 3 enthält und weniger Omega 6. Fische sind eine gute Omega-3-Quelle sowie Avocado, Algen, Walnüsse, Leinsamen und grünes Blattgemüse. Weiterhin gibt es einige Öle, die ein günstiges Verhältnis von Omega-6- zu Omega-3-Fettsäuren vorweisen. Leinöl: 1:4, Rapsöl 2:1. Außerdem gut sind Hanföl und kalt gepresstes Olivenöl.

Wie verbrenne ich Fett

Jetzt mal konkret und warum du hier bist: Wie kannst du Fett verbrennen? Welche Möglichkeiten gibt es? Genauer darauf eingehen werden wir in einem späteren Kapitel. Hier will ich dir die Vielfalt der Möglichkeiten aufzeigen, die zum einen sehr naheliegend sind und zum anderen sehr ausgetüftelt wurden, als Versuch des Menschen, sich gegen die Überernährung zu wehren. Um Fett zu verbrennen, musst du deinen Körper in ein Kaloriendefizit versetzen, sodass er auf gespeicherte Kalorien zurückgreifen muss. Das passiert, wenn du viele Kalorien verbrennst, wie zum Beispiel durch Sport. Ganz naheliegend so weit.

Beim Sport bzw. beim Verbrennen von Kalorien durch Sport ist ausschlaggebend, wie viele Muskeln du hast. Denn in der Muskulatur sitzen die Mitochondrien, die "Kraftwerke" der Zelle, die Energie zur Verfügung stellen, indem sie Nahrung (Nahrung besitzt einen Brennwert: Kilojoule/Kalorien, der den Energiewert angibt, der durch den Verbrennungsvorgang freigesetzt wird) verbrennen. Über umso mehr Muskulatur du verfügst, umso mehr Mitochondrien stecken darin und umso mehr Energie benötigst du, damit die Muskeln alle versorgt sind. Und somit verbrauchst du mehr Kalorien. Also Sport ist die erste Möglichkeit. Wie sieht es nun mit der Ernährung aus, die ja auch ein sehr großes Thema beim Abnehmen spielt und um die es in Teil 2 dieses Buches ausführlich geht?

Mit der Ernährung lassen sich viele Körpermechanismen steuern und das, was wir essen, also an Kalorien zu uns nehmen, ist primär verantwortlich für unseren Energiehaushalt. Stellen wir Ernährung also als zweite Möglichkeit zur Fettverbrennung auf die Liste und sprechen in einem späteren Kapitel ausführlich darüber. Der Markt gibt des Weiteren auch viele Ideen her, die beim Abnehmen helfen sollen und sogar auch können. Das sind beispielsweise Wunderpillen alias Abnahmetabletten, die wir uns angucken oder auch Vibrationsgürtel und das immer mehr aufkommende EMS-Training (Elektrostimulationstraining). Dahin gehend wären wir wieder beim Sport und auch hier lassen sich Unterschiede feststellen. Denn verschiedene Sportarten und auch Trainingsmethoden haben verschiedene Effekte auf unseren Körper. Die sinnvollen und nicht sinnvollen Methoden sowie die Aufdeckung einiger Mythen findest du am Ende dieses Teils, indem du konkret erfährst, wie du die überflüssigen Pfunde purzeln lassen kannst.

UNSER BAUCH IM DETAIL

Dann widmen wir uns doch mal der Zone, die wir gern als Problemzone bezeichnen. Unser (fast) Waschbrettbauch. Am Bauch wollen die meisten ihr Fett verlieren, damit es wieder sportlicher aussieht und wir dem aktuellen Schönheitsideal näherkommen. Frauen bevorzugen einen flachen Bauch und Männer wollen doch in der Regel das sexy Sixpack. Das einzige Problem, das unser selbst vor dem Spiegel von diesem Anblick trennt, sind ein paar Zentimeter Bauchfett, das sich über unsere Muskeln gelegt hat. Denn jeder hat, ob du es glaubst oder nicht, unter seinem Bäuchlein ein Sixpack, weil schließlich jeder über diese Bauchmuskeln verfügt. Welche Bauchmuskeln gibt es denn da und welche Funktionen besitzen sie?

Bauchmuskelgruppen und deren Eigenschaften

Der Mensch besitzt vier verschiedenen Bauchmuskelgruppen. Darunter sind manche quer und manche gerade. Der wohl bekannteste Bauchmuskel, der für das Sixpack verantwortlich ist, ist der *gerade Bauchmuskel (Musculus rectus abdominis).* Während er bei dem einen oder anderen Model und Sportler gutes Aussehen erfüllt, übernimmt er auch andere, vielleicht sogar wichtigere Eigenschaften. Zum einen unterstützt er den Beugungsvorgang des Menschen nach vorn, was ihn zum Gegenspieler (Antagonisten) des unteren Rückenmuskels macht. Zum anderen wirkt er auch stabilisierend auf die Körperachse und beugt einem Hohlkreuz vor, sofern er stark genug ausgeprägt ist.

Seitlich des geraden Bauchmuskels ist der *äußere schräge Bauchmuskel (M. obliquus externus abdominis)* und der darunter liegende *innere schräge Bauchmuskel (M. obliquus internus abdominis)* zu finden. Hierbei bilden beide eine Art Geflecht, da sie überkreuzend angeordnet sind, wobei sie diagonal entgegengesetzt verlaufen. Auch diese sind für die Stabilisation der Körpermitte und für die Bewegung zur Seite und nach vorne benötigt.

Der vierte Muskel, der sich an unserem Bauch befindet, ist der *quere Bauchmuskel (M. transversus abdominis).* Der quere Bauchmuskel verläuft unter allen anderen Bauchmuskeln und ist, wie der Name bereits verrät, quer angelegt; sprich von links nach rechts. Dieser Bauchmuskel sorgt für schlanke Taillen, indem er wie ein Gummiband die Außenseiten zueinander zieht; je nach Trainingsgrad. Seine Funktion ist vor allem die zusätzlich stabilisierende Wirkung der Körpermitte zu den anderen Bauchmuskeln.

Alle Bauchmuskeln sind neben ihren stabilisierenden Eigenschaften auch für die Atmung relevant. Dabei wirken sie passiv auf den Innenraum und erzeugen entweder (zusätzlich zum Zwerchfell) einen Unterdruck, wodurch eingeatmet wird oder einen Überdruck, der das Ausatmen fördert.

Fett verbrennen am Bauch

Wie sieht es jetzt mit dem Untermieter Fett aus, das seinen Lieblingsplatz am Bauch gefunden hat? Kann dieser Untermieter gezielt am Bauch wegtrainiert werden bzw. kannst du es steuern, nur am Bauch abzunehmen?

An sich ist der Gedanke, durch gezieltes Bauchtraining Fett lokal dort zu verbrennen, eine berechtigte Vorstellung. Der Muskel verbrennt das Fett um ihn herum. Ich muss dich aber leider enttäuschen. Diesen Effekt wirst du trotz viel

Bauchtraining nicht beobachten können. Dafür sind mehrere Gründe verantwortlich. Angenommen, du trainierst nur den Bauch, erzielst du nur einen geringen Effekt bzw. nur einen winzigen Verbrennungsreiz, da die Bauchmuskeln kleine Muskeln sind. Demnach ermüden sie, bevor du relevante Energiemengen, die verbrannt werden, erreichst, und die Muskeln verbrauchen allgemein weniger Energie als große Muskelgruppen. Weiterhin spielt hier auch wieder deine genetische Veranlagung mit hinein. Demnach gibt es Orte, an denen dein Körper bevorzugt, d. h. auch als erste Wahl sein Fett speichert. Das sind oftmals die Oberschenkel und/oder der Bauch. Der menschliche Körper ist seit jeher darauf ausgelegt, dass einerseits die Beinmuskulatur gut aufgestellt und warm ist, andererseits aber auch die wichtigen Organe, wie beispielsweise das Verdauungssystem, gut geschützt sind. Daher sind Beine und Bauch diejenigen Körperteile, die der Körper mit Fettreserven am längsten zu schützen versucht. Zwar ist es möglich, gezielt die Muskelgruppen in diesen Körperregionen aufzubauen, sodass das gewünschte Sixpack und die schlanke Taille als Grundlage bereits vorhanden sind, aber es ist dennoch notwendig, den Körperfettanteil durch weitere Übungen zu verringern. Erst wenn der Körper beginnt, die Fettpolster an Bauch und

Beinen abzubauen, werden die wohlgeformten Muskeln wieder sichtbar.

Es ist also leider nicht möglich, gezielt am Bauch, d. h. lokal, abzunehmen; dabei helfen auch keine besonderen Lebensmittel, Wunderpillen oder ein Vibrationsgürtel, der um den Bauch gelegt wird, was eine Studie der Southern Illinois University Edwardsville feststellen konnte.

WIE KANN ICH KONKRET ABNEHMEN?

Also, wie bereits einige Kapitel zuvor angekündigt, hier der Höhepunkt des Abnehmens. Was hilft wirklich? Welche Möglichkeiten gibt es? Welche solltest du auf jeden Fall machen und warum? Und welche sind nur Zeitverschwendung oder sogar rausgeworfenes Geld? Ich werde hier auf die oben genannten Möglichkeiten eingehen und sie einmal genauer unter die Lupe nehmen.

Alle Wege, um abzunehmen

Was ist dein Ziel? Der Fettabbau nehme ich an. Um erfolgreich Fett abzubauen, muss ein adäquater Reiz gesetzt werden, der dem Körper nahelegt, die

Fettdepots zu plündern. Der Reiz kann dabei viele Gesichter haben, geht aber auf einen Grundgedanken zurück: weniger Kalorien; ein Kaloriendefizit. D. h., es sollen weniger Kalorien zur Verfügung stehen, als der Körper am Tag verbraucht, damit er dann die gespeicherten Kalorien heranzieht und somit der Fettabbau voranschreitet, also der Verlust von Körperfett und damit einhergehend der Verlust von Körpergewicht. Welche Reize das bewirken, haben wir zuvor kurz aufgezählt. Hier will ich abwägen, welche Methoden sinnvoll sind und welche nicht. Außerdem möchte ich dir detailliert aufzeigen, warum sich die eine Methode eignet und die andere nur zum Zeitvertreib und als Placebo fungiert oder sogar schlecht für deinen Körper ist.

Beginnen wir also mit der naheliegendsten Methode: SPORT! Sport ist dahin gehend effektiv, dass du viele (je nach Sportart) Kalorien verbrennst, weil deine Muskeln arbeiten müssen und Energie verbrauchen. Beim Sport gibt es zwei Gebiete, die man grob unterscheiden kann: das Cardiotraining und das Krafttraining. Unter die Kategorie Cardio fallen Ausdauersportarten wie Laufen/Joggen, Schwimmen, Nordic Walking, Radfahren usw. Das Krafttraining sorgt hingegen für einen Muskelaufbau bzw. gezielte Verbesserung der Muskelarbeit, vor allem im Profisportbereich. Aber es gibt weitere Unterschiede zwischen

Muskelaufbau- und Ausdauertraining; zum einen ist Ausdauertraining dazu gedacht, die Fitness und – wie es heißt – die Ausdauer zu steigern. Es erhöht das Lungenvolumen, steigert das Durchhaltevermögen und so weiter. Für den Muskel bedeutet das, dass er über längere Zeit belastbar ist, allerdings keine nennenswerte höhere Belastung verkraftet. Beim Krafttraining hingegen geht es darum, die Muskelmasse zu steigern und somit die Belastungsgrenze der Muskulatur nach oben zu verlagern: Du wirst stärker. Grundsätzlich kann man nicht ausschließlich Ausdauer- oder ausschließlich Krafttraining machen, allerdings entscheidet die Art und Dauer der Belastung darüber, welches Training man betreibt (dazu mehr in Teil III).

Bevor ich dir erkläre, welches Training mehr Fett verbrennt, ist es für dich zuerst wichtig zu wissen, dass Gewichtsverlust nicht zwingend mit Fettverbrennung einhergeht. Wenn du Muskelaufbautraining betreibst, nimmst du in jedem Fall an Gewicht zu, da ein Muskel grundsätzlich kompakter und somit schwerer ist als Fett oder Wassereinlagerungen. Verabschiede dich also, sofern du nicht an ungesundem Übergewicht leidest, erst einmal von der Idee, abnehmen zu müssen, um deine Traumfigur erreichen zu können. Die nächste wichtige Information für dich ist, dass Ausdauer- oder Cardiotraining zwar konstant und mehr Kalorien abbaut, allerdings nicht deinen Körper formt, sondern deine Kondition. Cardiotraining ist gut und wichtig, um lange fit zu bleiben und sich gesund zu fühlen, für einen wohlgeformten Körper ist Muskelaufbautraining allerdings besser geeignet. Weiterhin verbrennen Muskeln konstant Kalorien, was für dich nur gut ist, denn umso mehr Muskulatur du hast, desto mehr Kalorienumsatz hast du.

Fazit: Für deinen Trainingsplan solltest du beide Trainingsarten einplanen; setze dir nicht Gewichtsverlust, sondern einen schönen Körper als Ziel, in dem du dich wohlfühlst, Muskelaufbau setzt auf Dauer mehr Kalorien um.

Um in den Fettabbau zu kommen, ist es wichtig, weniger Kalorien zu sich zu nehmen, als benötigt werden. Durch Sport wird der Kalorienverbrauch am Tag erhöht, womit es `leichter´ ist, in ein Kaloriendefizit zu kommen. Zusätzlich ist es sehr effektiv, den Kalorienverbrauch mit der richtigen Ernährung zu decken und somit Kalorien einzusparen. Was genau gegessen werden sollte und wie eine gesunde, Fett reduzierende Ernährung aussehen soll, erfährst du ausführlich in Teil II. So viel möchte ich aber verraten: Mit einer ausgewogenen Ernährung bist du nicht darauf angewiesen, täglich Kalorien zu zählen.

Da du dich vermutlich noch nie damit beschäftigt hast, wie viele Kalorien du verbrennst oder zu dir nimmst, kannst du folgende Gleichung nutzen, um deinen Grundumsatz auszurechnen:

Multipliziere dein Körpergewicht in Kilogramm mal 24 (für die Stunden des Tages), das Ergebnis ist dein Kalorien-Grundumsatz. So viele Kalorien verbrennt also dein Körper im Ruhezustand allein durch die eigene Masse. Ein Beispiel: Du bist 80 kg schwer, dann verbrennst du am Tag 1920 kcal. Zum Vergleich: Ein Glas Cola (250 ml) hat etwa 105 kcal, eine Portion Pommes Frites etwa 470 kcal und eine Tafel Vollmilchschokolade hat in etwa 530 kcal.

Zusätzlich zum Grundumsatz kommen noch die Tätigkeiten, die du tagsüber ausführst, auch spielen dein Stoffwechsel und – wie du bereits weißt – deine Muskelmasse eine entscheidende Rolle, dein Alter, dein Geschlecht, aber auch die Art der Kalorien, die du zu dir nimmst, doch zum Thema Ernährung im nächsten Teil mehr. Wichtig ist für dich, dass du, wenn du wirklich ein Kaloriendefizit aufbauen möchtest, dich eindringlich mit der Materie befassen musst. Du kannst aber auch einen Umsatzrechner suchen, in dem du deine Tätigkeiten und körperlichen Details einträgst. Dieser berechnet dir dann, wie viele Kalorien am Tag du umsetzt und wie viel Defizit du anstreben solltest.

(Aber das gilt nur für die Abnahme, für dich, der/die du einen schönen, gesunden Körper haben möchtest, ist eine ausgewogene, gesunde Ernährung und ein mäßiger Trainingsplan vollkommen ausreichend. Die dazu notwendigen Informationen erhältst du in den folgenden Kapiteln von uns.)

Durch "Sattmacher" und auf das Hören deines Hungergefühls nimmst du jedoch automatisch weniger Kalorien zu dir als bisher und kannst dadurch moderat Fett und Gewicht verlieren; und zwar über längere Zeit und ohne Jo-Jo-Effekt.

Wie sieht es nun mit anderen Abnahmehilfen aus, wie Tabletten oder Vibrationsgürtel? Sind sie effektiv, unterstützen sie oder sind sie nur herausgeworfenes Geld?

Es gibt zahlreiche Mittel in Apotheken, Drogerien oder Versandhäusern, die auf unterschiedliche Art und Weise dazu beitragen, dass dein Körper entweder weniger Kalorien aufnimmt oder du weniger Appetit hast. Besonders, wenn du noch jung bist, rate ich dir davon ab. Dein Körper braucht die Nährstoffe, die du durch Nahrung aufnimmst. Wenn du absichtlich hungerst, die Nährstoffaufnahme durch Hilfsmittel unterdrückst oder deinem Gehirn mit Tabletten vorspielst, du hättest keinen Hunger, wirkt sich das nicht nur negativ auf deinen Körper, sondern auch auf deinen

Geist und deine Psyche aus. Achte stattdessen darauf, dass du gute, ballaststoffreiche Nahrung zu dir nimmst und greife statt zu Süßigkeiten zu Nüssen oder Obst, damit tust du dir einen größeren Gefallen, als viel Geld in Produkte zu investieren, die dir erwiesenermaßen nur sehr kurzfristigen Erfolg verschaffen.

Kommen wir noch zu unserer letzten Möglichkeit: einem Vibrationsgürtel. Ähnlich wie eine Vibrationsplatte soll durch eine Vibrationsfrequenz an einem Gürtel das Gewebe und auch die Muskulatur stimuliert werden. Demnach soll durch einen angeregten Kreislauf und das stimulierte Gewebe leichter Fett abgegeben und somit das Gewicht reduziert werden. Vorweg lässt sich sagen, dass empfohlen wird, dieses Gerät zusätzlich zum Sport und zu gesunder Ernährung zu verwenden, da es allein eine derart geringe Wirkung hat, dass du sehr schnell sehr enttäuscht sein wirst. Abgesehen davon, erzielt der Vibrationsgürtel tatsächlich eine Wirkung auf den Körper in Bezug auf den Fettverlust. Aktuelle Geräte gehen über diese Vibrationswirkung hinaus und bauen das EMS-System (elektrische Trainingsimpulse) in spezifische Bauchgürtel ein. Dies scheint wirkungsvoll zu sein und einen positiven Effekt auf die Muskulatur zu erzielen. Tatsächlich lässt sich aber sagen, sind diese Gürtel ein Tropfen auf den heißen Steinen, wie man so schön im Volksmund sagt. Bei trainierten Menschen werden diese Effekte auch deutlich und sie spüren einen Unterschied; für den Normalverbraucher ist es ein netter Zusatz zum übrigen Training und zur gesunden Ernährung.

Da wir uns gerade mit Möglichkeiten beschäftigen, die dir beim Abnehmen helfen oder auch nicht, eröffne ich die Kategorie **Mythen** und will dir einige in Bezug auf das Abnehmen aufzeigen, die mittlerweile womöglich zu einem hartnäckigen Gerücht geworden sind:

1. **Fett macht fett!** Nun, wer hat es erwartet? Wie der Titel des Ratgebers bereits ankündigt, beschäftigen wir uns ausführlich mit dem Thema Fett. „Fett weg“ soll nicht heißen "runter vom Teller", sondern "runter von der Hüfte". Das heiß, dass du trotzdem noch Fett essen kannst, da Fett auch viele wichtige Eigenschaften hat und essenzielle Fettsäuren mit sich bringt. Empfehlenswert (wird aber noch ausführlich erläutert bzw. wurde schon im ersten Kapitel angesprochen) ist es, weniger gesättigte Fette zu essen, da sie negative Auswirkungen mit sich bringen können und stattdessen ungesättigte Fette, vor allem Omega-3-Fette zu sich zu nehmen.

2. **Fett wird erst nach einer bestimmten Zeit nach Trainingsbeginn verbrannt!** Dies ist leider ein Irrtum. Unser Körper tickt nicht wie ein Uhrwerk, bei dem um Punkt 12 die Fettdepots geöffnet haben. Die Fettverbrennung ist durchgehend aktiv. Es variiert dabei, in welchem Verhältnis Fette verbrannt werden im Gegensatz zu Kohlenhydraten. Die Fettverbrennung sinkt aber nicht auf null.
3. **Der richtige Puls zum Fettverbrennen!** Auch dies ist leider ein Irrtum bzw. ein Denkfehler. Allgemein heißt es, in einem Pulsbereich von 110 bis 130 zu trainieren, verbrennt mehr Fett. Es ist richtig, dass in diesem Bereich bevorzugt Energie aus den Fettdepots herangezogen wird (ca. 70 %). In einem höheren Pulsbereich bis ca. 160 liegt der Prozentsatz von verbranntem Fett bei etwa 50 %. Der Denkfehler tritt bei der Annahme auf, dass dadurch mehr Fett verbrannt wird. Vergessen wird allerdings, dass im höheren Pulsbereich insgesamt mehr Kalorien verbrannt werden. Wenn du im niedrigen Bereich über 30 min ca. 250 kcal verbrennst, sind davon 175 kcal Fett. Im höheren Frequenzbereich verbrennst du allerdings 390 kcal. Bei 50 % Fett sind dies 190 kcal Fett und die zusätzlichen Kalorien,

die hinzukommen, um deinen Tageskalorienbedarf zu erhöhen.

4. **Fett lokal verbrennen!** Diesen Mythos haben wir uns bereits im Themengebiet "Bauch" ein wenig angesehen. Es bezieht sich jedoch auf den gesamten Körper. Es ist schlicht nicht möglich, gezielt an einer Stelle Fett zu verbrennen, da es genetisch festgelegt ist, wo du Fett bevorzugt einlagerst und somit auch, wo du es verbrennst. Daher bleibt dir nichts anderes übrig, als den Gesamtkörperfettanteil so weit zu senken, bis du es an der Zone siehst, an der du es sehen willst. Bei Männern ist die Lieblingsspeicherzone meistens der Bauch. Bei den Frauen beißt sich das Fett am liebsten in den Beinen bzw. Oberschenkeln fest.

Teil II

Richtige Ernährung

Unterschätztes Wundermittel

Ernährung, Ernährung, Ernährung! Der gesunde Lifestyle mit Porridge, Avocados, Proteinprodukten usw. ist voll im Kommen oder auch schon da. Dabei heißt es: Ernährung ist das A und O. Aber wie wichtig ist die Ernährung tatsächlich für uns? Was ist eine gesunde Ernährung und hilft diese beim Abnehmen? Es gibt einen gern zitierten Spruch von Fitnesstrainern: "Abs are made in the kitchen"; zu Deutsch: "das Sixpack wird in der Küche geformt". Sprich: Sport allein und Bauchmuskeltraining (um lokal Fett zu verbrennen; was ja nicht funktioniert, wie wir schon erkannt haben) führen noch nicht zur Strandfigur. Aber mit der richtigen Ernährung fühlst du dich am Strand gleich viel wohler und noch dazu vitaler. Lies dir das Kapitel also aufmerksam durch und hole dir deine Tipps daraus, die noch brauchst und für deinen zufriedenen Körper umsetzen kannst.

GRUNDLAGEN ERNÄHRUNG

Bevor wir uns direkt auf die Details stürzen und ans Eingemachte gehen, will ich alle, die dies lesen, am selben Punkt abholen. Wenn du schon genug zu den Grundlagen der Ernährung weißt, d. h., aus welchen Makromolekülen (Kohlenhydrate, Proteine und Fette) dein Essen besteht, was es sonst noch an

Bausteinen gibt, wozu sie im Körper gut sind und was für Aufgaben sie übernehmen, dann brauchst du dieses Kapitel nicht. Es ist aber auch ein Kapitel zum Auffrischen oder zum Sammeln der Grundkenntnisse beim Thema Ernährung und Essen. Es ist für den späteren Verlauf dieses Buches wichtig zu wissen, was was ist und wozu es gut ist. Fangen wir also an, unsere Nahrung unter die Lupe zu nehmen und zu gucken, was wir da essen, was da so gut schmeckt und was davon gesund für uns ist.

Aus welchen Baustoffen besteht Essen?

Aus welchen Baustoffen, Bausteinen oder auch Makro- bzw. Mikromolekülen besteht unser `täglich Brot´ oder der Apfel, den wir essen? Du hast sicherlich von Sachen wie Kohlenhydraten, Fetten (darüber haben wir ja schon im ersten Teil geredet) und Proteinen (= Eiweiß) gehört. Diese Drei bezeichnet man als Makromoleküle, da es oftmals große Einheiten von zusammengeschlossenen biologischen Untereinheiten sind (makro ist altgriechisch und bedeutet `groß´; also große Moleküle). Makromoleküle werden in Bezug auf die Ernährung auch als Makronährstoffe bezeichnet und sind diejenigen Nährstoffe, die dir und mir die Energie liefern, die wir brauchen. Heißt: Die Makronährstoffe sind die energieliefernden Nährstoffe. Daneben gibt es noch kleinere Moleküle (`mikro´ für klein), die Mikromoleküle und daraus resultierend die Mikronährstoffe, die keine Energie für den Körper liefern, aber sehr wichtig für zum Beispiel Energie gewinnende Prozesse sind und die Funktionalität des Körpers beeinflussen. Dazu gehören die Vitamine, Mineralstoffe und Spurenelemente. Auch dazu gehören allerdings Fettsäuren, genauer Omega-Fettsäuren und Aminosäuren, die Bestandteil der Makromoleküle sind. Wenn diese großen Molekülkomplexe verarbeitet werden (man spricht von `metabolisiert werden´), dann werden kleinere Einheiten frei, wie Aminosäuren und Fettsäuren. Aber alles Schritt für Schritt:

Kohlenhydrate. Kohlenhydrate werden im Körper immer als Form von Glucose verwendet. Das heißt: Andere Zucker, wie zum Beispiel der Fruchtzucker, müssen erst in der Leber aufwendig in Glucose umgebaut werden. Anschließend ist diese ein wichtiger Energieträger für das Gehirn und die Muskulatur. 1 g Kohlenhydrate entsprechen einem Brennwert, d. h., die Glucose wird in Energie umgewandelt, um zum Beispiel Muskelarbeit von 17 Kilojoule zu leisten. Gängiger ist die Bezeichnung Kalorien bzw. Kilokalorien (kcal). Aus 1 g Kohlenhydraten lassen sich 4 kcal gewinnen. Was ist nun aber der Unterschied zwischen "guten Kohlenhydraten" und "schlechten Kohlenhydraten"? Nun, alle Kohlenhydrate können in drei Gruppen unterteilt werden: 1. die Einfachzucker (Monosaccharide); das bedeutet, der

Zucker besteht aus einem einzigen Molekül, wie etwa Glucose oder Fructose (Fruchtzucker). 2. Zweifachzucker (Disaccharide); die Zweifachzucker bestehen, wie der Name bereits sagt, aus zwei Zuckermolekülen, die miteinander verbunden sind. Die Monosaccharide und Disaccharide (Einfach- und Zweifachzucker) finden sich in Süßigkeiten und den typischen Zuckern daheim wieder; Rohrzucker, raffinierter Zucker, Gelierzucker etc. Aufgrund dessen, dass diese Zucker nur aus wenigen Bausteinen bestehen, gelangen sie sehr schnell ins Blut und lassen den Insulinspiegel steigen, um den Blutzucker zu regulieren. Insulin sorgt nämlich dafür, dass der Zucker (Glucose) im Blut in die Zellen eingeschleust werden, die die Glucose verbrennen sollen. Dadurch fällt der Blutzuckerspiegel wieder ab. Bei hohem Anstieg wird allerdings auch eine hohe Menge Insulin frei, wodurch der Blutzuckerspiegel unter den Sollwert sinkt, bevor der Körper merkt, dass er kein Insulin mehr ausschütten muss. Daraus resultierend signalisiert das Gehirn, dass Zucker gebraucht wird, um den Blutzuckerspiegel wieder anzuheben. Uns ist dieser Appetit, den wir dann empfinden, auch als Fressattacke bekannt. Dieser Prozess lässt sich vermeiden – im Übrigen: Der Körper schafft es auch selbst, den Blutzuckerspiegel wieder anzuheben, indem er auf seine Einlagerungen zurückgreift, die er zur Genüge hat. Du musst also nichts essen,

sondern nur deinem Hungergefühl trotzen, indem du komplexe Kohlenhydrate zu dir nimmst, die zu unserer dritten Gruppe an Kohlenhydraten führen.
3. Mehrfachzucker (Polysaccharide); die Mehrfachzucker sind längere Ketten aus Zuckermolekülen. Damit der Zucker (Glucose) bzw. die Kohlenhydrate daraus aufgenommen werden können, müssen die Mehrfachzuckerketten erst aufgespalten werden; sprich: Diese Ketten werden zerteilt, sodass einzelne Zuckermoleküle oder auch zweifache Zuckermoleküle (Mono- und Disaccharide) entstehen. Dieser Aufspaltungsprozess sorgt dafür, dass moderat Kohlenhydrate ins Blut aufgenommen werden, sodass der Blutzuckerspiegel konstant bleibt. Das wird unter komplexen Kohlenhydraten verstanden. Es entspricht Lebensmitteln, die langkettige Zucker besitzen, was vor allem Vollkornprodukten, Kartoffeln, Hülsenfrüchten und Gemüse entspricht. Mit diesem Hintergrundwissen lässt sich nun einfach erschließen, welche Form von Kohlenhydraten beim Abnehmen hilfreich ist und welche nicht. Richtig! Die Polysaccharide (Mehrfachzucker) und somit die komplexen Kohlenhydrate.

Fette. Wie bereits vorgestellt, gliedern sich Fette in gesättigt und ungesättigte Fettsäuren bzw. werden Fette aus verschiedenen Bausteinen erst zu Fetten zusammengesetzt. Dazu sind drei Fettsäuren und ein Glycerolmolekül nötig, an dem oftmals weitere strukturelle Anhängsel angebracht sind, auf die wir hier aber nicht näher eingehen werden. Da Fette schon ausführlich im Hinblick auf Vorkommen, Aufbau und Unterteilungen in Teil I behandelt wurden, möchte ich dir hier die Aufgaben der Fette aufzeigen, die sie in unserem Körper übernehmen. Eine der Aufgaben ist die Aufnahme von fettlöslichen Vitaminen A, D, E und K. Ohne Fette kann der Körper diese nicht absorbieren. Fette sind außerdem wichtig für jede einzelne Zelle unseres Körpers. Denn jede Zelle besitzt eine Zellmembran, die die Zelle umschließt und von anderen Zellen abgrenzt. Eine solche Zellmembran ist aus einer Doppellipidschicht aufgebaut. `Lipid-´ steht in der wissenschaftlichen Bezeichnung für Fett. D. h. also, du brauchst Fette, um neue Zellen formen zu können, wodurch deine Gewebe und Organe immer wieder erneuert werden und jung bleiben. Besonders wichtig sind die Fette dabei auch für die Nervenzellen. Dein Gehirn besteht beispielsweise zu knapp 70 % aus Fett, wobei die Fette und Fettsäuren (in der Myelinscheide eingebaut) verantwortlich für eine schnelle Nerven-Leitgeschwindigkeit sind. Außerdem – da wir gerade im Gehirn sind – sind Fette, genauer Omega-3-Fettsäuren, wichtig für die Ausschüttung des Glückshormons Serotonin, wie auch weiterer Hormone im Körper. Des Weiteren ist Fett ein sehr guter Energielieferant. Im Gegensatz zu den Proteinen und Kohlenhydraten besitzt 1 g Fett einen Brennwert von ca. 9 kcal und ist evolutionstechnisch ein wichtiger Energiespeicher für Hungerperioden, der uns heutzutage besser als Bäuchlein bekannt ist und durch ausbleibende Hungerperioden weiterhin anwächst. In den Fetten sind auch essenzielle Fettsäuren enthalten, und zwar die Omega-Fettsäuren. Essenziell bedeutet, dass es sich um einen Stoff handelt, der nicht selbst vom Körper hergestellt werden kann und somit über die Nahrung aufgenommen werden muss (kleine Wiederholung aus Teil I). Über die Omega-Fettsäuren haben wir schon ausführlich in Teil I geschrieben, daher werde ich die Sache hier abkürzen und zu den Eiweißen/Proteinen übergehen. Gesagt haben möchte ich aber noch, dass die Fettsäuren aus dem Fett (Makronährstoff) gelöst werden und schließlich dem Mikronährstoff entsprechen.

Eiweiße/Proteine. Ein Protein muss, bevor es zu einem Protein wird, einige Stufen durchlaufen, die im Körper in mehreren Prozessen stattfinden. Dazu müssen jedoch die kleinsten Einheiten, die Aminosäuren, zugefügt werden, sodass sie in unseren Zellen zu Proteinen zusammengefügt werden können. Unter diesen Aminosäuren gibt es – ähnlich wie bei den Fetten – essenzielle und semiessenzielle Aminosäuren, sprich Aminosäuren, die der Körper selbst nicht herstellen kann und die du und ich über unsere Nahrung aufnehmen müssen. Proteine sind wichtig für die Muskulatur, Knorpel, Sehnen und Bänder, Bindegewebe, Hormone und Enzyme. Deine Hormone und Enzyme regeln wiederum wichtige Zellabläufe und koordinieren die Abläufe im Körper. So sind sie zum Beispiel auch wichtig beim Ablesen deiner DNA. Mit fehlenden Enzymen und Botenstoffen kann deine DNA teilweise nicht abgelesen werden und auf einen wichtigen Umweltreiz reagieren oder sie wird fehlerhaft abgelesen, wodurch Krankheiten entstehen können. Eine optimale Proteinzufuhr unterstützt und garantiert alle wichtigen Prozesse, die deinen Körper auf Vordermann bringen und dir somit beim Abnehmen helfen. Allein, um mehr Muskulatur aufzubauen, wodurch du mehr Fett verbrennen kannst, spricht bereits für eine regelmäßige Proteinzufuhr. Um eine optimale Proteinzufuhr zu gewährleisten, d. h. alle Aminosäuren nach Bedarf zur Verfügung zu stellen, ist eine abwechslungsreiche Ernährung mit verschiedenen Proteinquellen wichtig, denn nicht alle Proteinquellen enthalten auch alle Aminosäuren.

Kommen wir zu den Mikronährstoffen. Um den Umfang dieses Ratgebers mit dem Ziel am Bauch abzunehmen nicht zu sprengen, werde ich nicht auf alle einzelnen Mikronährstoffe eingehen, sondern sie kurz und allgemein halten. Denn allein zu den Vitaminen gehören bereits 13 verschiedene Vitamine und es kommt noch das halbe Periodensystem bezüglich der Mineralstoffe und Spurenelemente dazu. Entscheidend ist, dass alle Vitamine, Mineralstoffe und Spurenelemente als essenziell anzusehen sind und regelmäßig durch eine ausgewogene Ernährung zugeführt werden sollten. Sie sind entscheidend für eine gute Gesundheit und ein aktives und starkes Immunsystem sowie für Sinneswahrnehmungen, Stoffwechselprozesse, Muskelkontraktionen, Signalweiterleitungen des Nervensystems, den Knochenaufbau und vieles mehr. Zum Beispiel ist Zink an mehr als 200 Enzymreaktionen beteiligt und es kommen noch weitere Funktionen im Körper dazu, für die Zink relevant ist. Mangelerscheinungen gehören oft zum Alltag hinzu und werden bereits als normal betrachtet, da man es anders nicht kennt. Schließlich weiß man nicht, wie es sich anfühlt einen hohen Jodspiegel zu haben, wenn er noch nie hoch war. Dazu empfehle ich, hin und wieder die Blutwerte zu kontrollieren und Mängeln entgegenzuwirken. Besonders wichtig sind Zink, Calcium, Magnesium, Kalium, Natrium, Jod, Selen, Kupfer und Eisen sowie alle Vitamine. Dies sind nur einige wenige, aber die wichtigsten Mineralstoffe und Spurenelemente, deren gut gefüllter Blutpegel bereits sehr viele Auswirkungen haben können. Um alle diese Mikronährstoffe aufnehmen zu können, müssen vor allem viel Obst, Gemüse, Nüsse und Vollkornprodukte gegessen werden, und zwar so abwechslungsreich wie möglich. Hinzu kommt jedoch, dass beispielsweise Vitamin D fast nur bei Sonneneinstrahlung von der Haut produziert werden kann. Obwohl sie viel im Winter draußen sind, ist die Sonneneinstrahlung zu schwach, um die Vitamin-D-Produktion ausreichend anzuregen. Dies geschieht nämlich über bestimmte Mechanismen, die in und unter der Haut durch Sonnenlicht angeregt werden und eine aktive Form von Vitamin D bereitstellen. Selen und Jod sind vor allem in Süddeutschland Mangelelemente. D. h., dass die Böden sehr arm an diesen Stoffen sind und somit selbst bei einer ausgewogenen Ernährung nicht hinreichend gedeckt werden können. Es empfiehlt sich daher, diese Mikronährstoffe zu supplementieren.

Wie kann man sich gesund ernähren?

Das ist wohl einer der großen Preisfragen heutzutage. Zu viele Informationen zum Thema Ernährung – was ist gesund, was ist ungesund? Was kann in Maßen gegessen werden? Worauf sollte alles geachtet werden, damit man abnimmt? – verbauen schnell die klare Sicht auf die Dinge und verwirren zusätzlich, wodurch sich die Motivation schnell in Frustration verwandelt. Kennst du das auch? Du liest davon, dass Kohlenhydrate schlecht sind und dick machen, dann sind es wieder die Fette ... bald weißt du nicht mehr, was du überhaupt noch essen kannst und darfst. In diesem Kapitel möchte ich dir aufzeigen, wie du dich gesund ernährst. Dabei ist tatsächlich die Gesundheit im Vordergrund. Ich werde auch immer wieder Bemerkungen einfließen lassen, die sich auf das Abnehmen beziehen. Es lässt sich jedoch sagen, dass die gesunde Ernährung deinen Körper fit macht, den Stoffwechsel ankurbelt und in der Regel nicht dick macht. Wenn du hier viele Punkte findest, die du noch ausprobieren und umsetzten kannst, dann wirst du mit dieser Ernährungsform auch abnehmen.

Stelle dir nun einmal vor, du gehst durch einen Supermarkt deines Vertrauens. Die verschiedenen Regale und ihre Produkte, die dich anlachen und die anderen Reihen, an denen du schnell vorbeihuschst. Ich gebe dir kurz eine Karte für den Supermarkt mit, mit der du die richtigen Regale findest, die dir bei einer gesunden Ernährung helfen. Welche Produkte du in den Einkaufswagen legst, welche du austauschst und welche du weglegst. Hierbei können wir uns hervorragend an einer Liste der "Deutschen Gesellschaft für Ernährung (DGE)" orientieren. Beim Einkaufen helfen dir vor allem die ersten sechs Regeln:

1. Lebensmittelvielfalt genießen

2. Gemüse und Obst – nimm „5 am Tag“
3. Vollkorn wählen
4. Mit tierischen Lebensmitteln die Auswahl ergänzen
5. Gesundheitsfördernde Fette nutzen
6. Zucker und Salz einsparen.

Und? Was sagst du zu den Regeln? Klingt schon einmal recht gesund, oder? Falls du dir unter dem einen oder anderen Punkt noch nichts vorstellen kannst, dann kommt jetzt die ausführliche Erklärung dazu. Priorität in einer gesunden Ernährung liegt darin, genug Vitamine, Mineralstoffe und Spurenelemente zu sich zu nehmen, da diese nicht nur wichtig, sondern existenziell notwendig sind. Erst dadurch kann der Körper überhaupt funktionieren. Fehlt ihm ein Stoff, wie zum Beispiel Zink, so stellt er seine Arbeit ein, bis wieder Zink ins Haus steht (also in den Körper aufgenommen wird). Neben Vitaminen, Mineralien und Spurenelementen braucht der Körper natürlich auch Energie. Dafür nutzt er – wie bereits erwähnt – Kohlenhydrate und Fette. Weiterhin braucht der Körper Eiweiß (= Protein), wobei es auch wieder essenzielle, d. h. notwendige Aminosäuren – aus Aminosäuren ist das Eiweiß aufgebaut – gibt, die der Körper benötigt, um am Laufen gehalten zu werden. Mit den Proteinen bzw. Aminosäuren baut sich der Körper wichtige Enzyme, Hormone und andere funktionelle Einheiten, die den Körper und die Stoffwechselprozesse steuern, zusammen. D. h., ohne die richtigen Proteine in der richtigen Dosis steht auch hier wieder die Raffinerie im Körper still.

Ziel bei einer gesunden Ernährung ist es demnach, essenzielle Nährstoffe wie Vitamine, Mineralien, Spurenelemente und Proteine mit ihren Aminosäuren aufzunehmen und gleichzeitig auch die benötigte Energie zu sich zu führen, die der Körper am Tag verbraucht. Die Schnittmenge lautet also "nährstoffreiche Kost". Was heißt das schon wieder? Du solltest darauf achten, dass deine energieliefernden Nahrungsmittel, v. a. Kohlenhydrate, auch Nährstoffe mit sich führen, d. h. Vitamine, Mineralien und Spurenelemente. Dies ist nicht der Fall, wenn viel Zucker (Regel 6 der DGE) oder Auszugsmehle (keine Vollkornmehle) und deren Produkte gekauft und verzehrt werden. Zucker ist ein reiner Energielieferant – es sollte erwähnt werden, dass ich hier vom industriell verarbeiteten Zucker spreche. Dabei ist es irrelevant, ob es sich um weißen, braunen, Zuckerrüben oder Rohrzucker handelt. Tatsächlich lassen sich in nicht weißem Zucker Spuren von Vitaminen & Co. finden, dennoch sind diese Mengen zu vernachlässigen und zusätzlich besitzt Zucker negative Eigenschaften, die sich auf den Körper auswirken, wie zum Beispiel eine entzündungsfördernde Wirkung.

Bei den Mehlprodukten aus Auszugsmehlen handelt es sich ebenfalls um "leere Kalorien", also Kalorien, die keine Spurenelemente, Vitamine und/oder Mineralstoffe mit sich führen. Auszug betitelt den Vorgang bei der Mehlverarbeitung, bei dem die Schalen der Getreidekörner vom Mehlkörper getrennt wird. Dabei finden sich die Vitamine & Co. vor allem in dieser Hülle, die abgeschält wird. Demnach wird nicht nur die Hülle abgezogen, sondern auch die Nährstoffe.

Was sollte also in den Einkaufswagen, damit dein Einkauf nährstoffreiche Kost enthält. Zum einen, wie Regel Nummer drei besagt, Vollkorn wählen; lieber die Vollkornvarianten; sprich Vollkornnudeln, Vollkornreis/Naturreis, Vollkornbrot, Haferflocken etc. In Getreideprodukten findest du dabei hauptsächlich Mineralstoffe und teilweise Spurenelemente wieder. Für deine Vitamin-Zufuhr brauchst du aber noch Obst und Gemüse (Regel Nr. 2; DGE). Hierbei empfiehlt die DGE "Nimm 5 am Tag"; in diesem Fall ist mehr gleich besser, vor allem bei Gemüse. Obst ist auch sehr gesund und hat viele Vitamine, weshalb es täglich gegessen werden sollte und zum Beispiel statt Süßigkeiten zu naschen ist. Allerdings sollte auch hier Maß gehalten werden. Die Zucht von Obst zu extra süßen Früchten lässt den Fruchtzuckeranteil oft sehr steigen. Fruchtzucker hat jedoch bessere Eigenschaften und günstigere

Wirkungen auf den Körper als der raffinierte Zucker. Der Verzehr von Obst, den man im Normalfall an den Tag legt, bedarf aber keiner Vorsicht und ebenso wenig ein Obstsalat, der am Wochenende gegessen wird. Ich esse beispielsweise fast täglich ein paar Beeren und Apfel, Nektarine o. Ä. am Morgen im Müsli. Dann vielleicht noch eine Banane am Mittag und ein paar Stücke Melone am See; damit du weißt, was ich als "etwa" normal betitle.

Bei dieser Ernährungsform werden demnach viele komplexe Kohlenhydrate und viele Ballaststoffe aufgenommen. Beides sorgt dafür, dass du dich länger satt fühlst und du keine Fressattacken durch hohe Insulinspitzen erleidest, die durch das schnelle Absinken des Blutzuckerspiegels ausgelöst werden. Die Ballaststoffe begünstigen weitere Faktoren auf den Körper und vor allem auf das Verdauungssystem. Ein Richtwert der DGE sind hierbei 30 g Ballaststoffe pro Tag. Sie sind für einen festen Stuhl, die "Darmsäuberung" - dabei fungieren die Ballaststoffe wie ein feiner Besen – und die Darmgesundheit verantwortlich, indem Bakterien diese unverdaulichen Bestandteile nutzen und Produkte, wie beispielsweise kurzkettige Fettsäuren, herstellen, die unsere Darmwand schützen.

Damit eine einseitige Ernährung ausgeschlossen wird – diese würde auf Dauer auch langweilig werden; stell dir vor du isst jeden Tag das Gleiche – , wird eine abwechslungsreiche Kost empfohlen (DGE, Regel Nummer 1: Lebensmittelvielfalt genießen). Durch eine vielfältige Ernährung bekommt der Körper alles, was er braucht. Zum Beispiel ist in einer Karotte mehr Vitamin A und im Rucola mehr Vitamin C. Werden Lebensmittel also regelmäßig abgewechselt, entstehen keine Dysbalancen in den Nährstoffen und es erfreut auch das Auge und den Gaumen, nicht immer dasselbe essen zu müssen.

Kommen wir nun noch zu den tierischen Lebensmitteln, insofern du kein Veganer oder Vegetarier bist. Mit genügend Know-how lässt sich dieser Lebensstil gesund führen und bietet viele Vorteile. Die Vorteile liegen jedoch in beiden Lagern. Der Konsum von tierischen Produkten und die mitgebrachten negativen Auswirkungen sind vor allem auf die Haltung und Fütterung des Viehs und den hohen Verzehr wie auch der Weiterverarbeitung dieser tierischen Produkte zurückzuführen. Daher lautet der Wortlaut der DGE aus Regel Nummer 4 auch: mit tierischen Lebensmitteln die Auswahl ERGÄNZEN! Ergänzen bedeutet, dass tierische Produkte insofern unserer nährstoffreichen Kost hinzugefügt werden, als es diese Idee unterstützt und nicht mehr Schaden als

Nutzen mit sich bringt. Dieser Schaden wird vermieden, wenn auf Billigware wie Billigfleisch oder Eier aus Bodenhaltung verzichtet wird sowie Wurstware nach Möglichkeit nur in geringen Mengen oder gar nicht verzehrt wird. Hierbei sind in den Produkten Hormone, Nitrite und andere Stoffe, die mit dem Körper wechselwirken und sich negativ auf die Gesundheit auswirken. Währenddessen besitzen Produkte aus naturnaher Haltung, zum Beispiel Weiderinder, die Inhaltsstoffe, die ursprünglich von der Natur vorgesehen waren und die auch für uns positiven Mehrgewinn für unseren Körper bedeuten. Du solltest also bei der Ergänzung mit tierischen Produkten darauf achten, dass die Tiere aus ökologischer Haltung stammen. Dann ist es sinnvoll, hin und wieder Fleisch auf dem Teller zu haben (d. h. 1- bis 2-mal die Woche; nicht täglich), Eier zu essen und auch Milch, Quark und Käse zu genießen. Was einer sinnvollen Ergänzung entspricht, kannst du anhand des Ernährungsplans weiter unten gut einschätzen.

Die Regel Nummer 5 der DGE empfiehlt uns, gesundheitsfördernde Fette zu nutzen. Nun ist das ein sehr weit gefasster Begriff und es bleibt einiges an Interpretationsfreiraum, welche Fette gesundheitsförderlich sind und welche nicht. In Teil I kannst du jedoch einen guten Eindruck gewinnen, was gesundheitsförderliche Fette konkret sind.

Noch einmal kurz zusammengefasst, entspricht das heutzutage vor allem einem ausgewogenen Verhältnis von gesättigten zu ungesättigten Fetten und Omega-6- zu Omega-3-Fettsäuren. Die gesättigten Fette sind in der Regel durch die normale Ernährung, d. h. vor allem in den tierischen Produkten enthaltene Fett, gedeckt. Hierbei ließen sich tierische ungesättigte Fette durch pflanzliche zum Beispiel aus Kokos ersetzen und das Verhältnis von gesättigten zu ungesättigten Fetten durch die Verringerung fetthaltiger tierischer Produkte verbessern. Dieses fördert deine Gesundheit sowie ein ausgewogenes Verhältnis von Omega 3 zu Omega 6, indem vor allem die richtigen Öle verwendet werden, wie Olivenöl, Rapsöl, Leinöl und Hanföl. Vermieden werden sollte vor allem Sonnenblumenöl. Durch ausgewählte Nahrungsmittel lässt du auch hier wieder gute Fette einfließen. Das sind beispielsweise Walnüsse, Avocados, fetter Seefisch (Lachs, Makrele, Hering), Leinsamen, Algen und grünes Blattgemüse.

Wenn du mal Lust auf was Knackiges zwischendurch hast, dann greif zu Nüssen. Nüsse haben großartige Eigenschaften und eine Menge an Mineralstoffen, Vitaminen und Kohlenhydraten sowie guten Fetten.

Dass sich Zucker schlecht auf die Gesundheit auswirkt, ist mittlerweile jedermann bekannt.

Davon, dass auch zu viel Salz eine negative Wirkung hat, hast du vielleicht gehört, aber du bist dir der Faktenlage eventuell nicht ganz bewusst? Hier schaffe ich dir eine zusammengefasste Klarheit zur Regel Nummer 6 der DGE: Zucker und Salz vermeiden. Zum einen ist Salz, also Natriumchlorid (NaCl), wichtig, damit der Körper funktioniert. Natrium steuert dabei Muskel- und Nervenaktivität und Chlor hat neben der Salzsäure im Magen auch weitere Funktionen im elektrolytischen Gleichgewicht. Wie du siehst, hat Salz viele positive Effekte und auch wichtige, wie bereits gesagt. Was passiert aber, wenn zu viel Salz im Körper ist? Zum anderen kann Salz nämlich auch schädlich sein. Gerade das empfindliche Elektrolytgleichgewicht kann gestört werden, wenn zu viel Salz und zu wenig Kalium, das oftmals der Gegenspieler ist und in der heutigen Gesellschaft zu wenig aufgenommen wird, vorhanden sind. Weitere Folgen sind Bluthochdruck und Spätfolgen können Nierenschäden sein, da die Niere ständig versucht, das Gleichgewicht herzustellen. Zu viel Salz in der Nahrung hat gleichsam auch eine verschiebende Wirkung auf das Mikrobiom, das zunehmend an Bedeutung für den Menschen gewinnt. Dabei können wichtige Bakterien auf "salzhaltigen Böden" (salzige Nahrung) nicht wachsen, was zu einer Verschiebung der Balance an Bakterienkulturen führt. Dysbalancen können schließlich

Verdauungsbeschwerden und chronische Darmerkrankungen auslösen. Nun genug von den Gefahren und hin zu den Lösungen. Als Erstes soll gesagt sein, dass die Reduktion von Salz anfangs schwerfallen kann, da einem das Essen geschmacklos vorkommt (je nachdem, wie stark bisher gesalzen wurde). Der Körper ist nämlich an die hohe Dosis gewöhnt und die Geschmacksrezeptoren für Salz sind nicht mehr so sensibel wie früher. Die gute Nachricht des Tages ist jedoch: Die Sensibilität wird sich neu einstellen und der Geschmack somit zurückkommen. Es gibt neben dem Würzen auch Lebensmittel, die vermieden werden können, womit du Salz einsparst. Dazu gehören meistens Fertigprodukte, wie Konserven, Chips und Co, Mikrowellenessen usw. Alles, was nur noch warm gemacht werden muss, ist in der Regel stark gesalzen, damit es dir auch schmeckt. Denn Salz ist ein Geschmacksträger. Weiterhin zählen zu diesen Lebensmitteln auch verarbeitete Wurstwaren, wie auch der Wurstaufschnitt aus dem Supermarkt, der auf das Brot kommt. Also wieder keine Wurst ... was sich gut auf die Salzbalance auswirkt, ist das Aufnehmen von Kalium. Kalium ist heutzutage oft ein zu gering aufgenommenes Mineral, das vor allem in Obst und Gemüse steckt. Eine Kalium- und Vitamin-C-Bombe ist beispielsweise die Orange. Wenn du jetzt an Orangensaft denkst, dann – ja – denkst du richtig.

Ein klares Go für EIN GLAS Orangensaft zum Frühstück, insofern es sich um einen Direktsaft handelt oder dieser am besten zu Hause frisch gepresst wird.

Das waren die ersten sechs Regeln, die sich vor allem auf die Auswahl der Lebensmittel beziehen. Nachdem es sich um insgesamt 10 Regeln handelt, stelle ich dir hier die verbleibenden vier vor:

7. Am besten Wasser trinken
8. Schonend zubereiten
9. Achtsam essen und genießen
10. Auf das Gewicht achten und in Bewegung bleiben.

"Am besten Wasser trinken", ist für dich der wertvollste Tipp, falls du viele Süßgetränke zu dir nimmst. Getränke, die vor allem zuckerhaltig sind, tragen nicht zum Sättigungsgefühl bei, zählen aber dennoch ihre Kalorien zur Tagesbilanz hinzu. Dadurch wird schnell ein Kalorienüberschuss erreicht, der bei mangelnder Verbrennung als Fett gespeichert wird. Also Finger weg von zuckerhaltigen Getränken. Zu empfehlen sind tatsächlich grüner und schwarzer Tee sowie schwarzer Kaffee, deren Bitterstoffe und das enthaltene Koffein den Stoffwechsel ankurbeln und die Fettverbrennung anregen.

Die schonende Zubereitung (Regel Nummer 8 der DGE) bezieht sich vor allem auf das Kochen von

Gemüse bzw. vitaminhaltiger Stoffe. Denn Vitamine sind nicht sehr gut Hitze-verträglich und gehen bei zu hohen Temperaturen kaputt, wodurch der ursprüngliche Vitamingehalt radikal reduziert wird. Als schonende Zubereitungsmethoden zählen vor allem Dünsten, Dämpfen und Schmoren, was verschiedene Garmethoden darstellen.

Durch achtsames und genussvolles Essen, d. h. zum Beispiel langes und gründliches Kauen, tritt der Punkt der Sättigung auch dann ein, wenn er erreicht ist. Das klingt jetzt vielleicht etwas wirr. Bis der Körper signalisiert, dass er satt ist, können einige Minuten vergehen. In dieser Zeit wird in der Regel weitergegessen und richtig "reingehauen", weil die Achtsamkeit beim Essen häufig eine untergeordnete Rolle spielt. Dadurch wird allerdings viel mehr Nahrung zu sich genommen, als der Körper gerade braucht, und wir "überfressen" uns fast bei jeder Mahlzeit. Durch langsameres Essen und das Hören auf den Körper kannst du feststellen, wie satt du schon bist und dir die überschüssigen Kalorien sparen, die nur wieder auf das Bauchkonto eingezahlt werden. Hinzu kommt außerdem, dass es sinnvoll und förderlich für den Abnehmprozess ist, regelmäßig zu essen. Regelmäßiges Essen beinhaltet drei Mahlzeiten pro Tag zu einem etwa gleichen Zeitpunkt; heißt ganz banal: Frühstück, Mittagessen und Abendessen ohne Snacks zwischendurch. Zwei Faktoren hat dieses Konzept als Auswirkung: Zum einen können sich die

Prozesse, die bei Nahrungsaufnahme stattfinden, darauf einstellen und sind vorbereitet auf die Nahrungsaufnahme; der Mensch ist schließlich ein Gewohnheitstier. Prozesse können Verdauungssäfte uns Enzymen sein, die sich bereits ans Fließband stellen und auf die Bausteine warten. Zum anderen ist es wichtig, dem Körper Pausen zwischen den Mahlzeiten zu gönnen, sodass er diese anständig verdauen kann und der Blutzuckerspiegel reguliert wird. Dabei spielt Insulin – du hast bestimmt davon gehört – die Hauptrolle. Wenn der Insulinspiegel hoch ist, wird Zucker verbrannt. Erst wenn er fällt, wird auf den Fettstoffwechsel umgeschaltet. Wenn du also zwischen den Mahlzeiten immer wieder einen Snack einfließen lässt, steigt auch immer wieder der Insulinspiegel an, wodurch kein Fett verbrannt wird, was du ja loswerden willst.

Dass Sport und ein geregeltes Körpergewicht zur Gesundheit beitragen, brauche ich dir nicht weiter zu erläutern. Mit dieser Regel Nummer 10 soll die Gesundheit gefördert und erhalten werden und Krankheiten, die durch Bewegungsmangel und Übergewicht entstehen, vermieden werden.

Warum nehme ich durch Essen zu?

Wie schaffen es Ureinwohner, Bodybuilder und Models, nicht zuzunehmen und einen unverschämt geringen Fettanteil zu haben? Dabei Essen Ureinwohner normal, Bodybuilder machen Diäten und Models hängen über der Schüssel; nein, natürlich nicht alle und ich kann es natürlich auch nicht wissen. Wie ist es aber bei dir? Du lebst nicht im Urwald, verdienst dein Geld nicht mit Muskeln und geringem Körperfett, sondern hast auch noch einen Job und du willst auch nicht auf leckeres Essen verzichten müssen. Man lebt schließlich nur einmal und will auch regelmäßig den Gaumen verwöhnen. Um zu wissen, wie man durch richtiges Essen Fett und Gewicht verlieren kann, ist es erst einmal sinnvoll zu verstehen, wie du dadurch überhaupt zunehmen kannst.

Gründe, die dir selbst wahrscheinlich gleich einfallen, wieso man zunimmt, sind folgende:

Zu viele Mahlzeiten. Im Kapitel zuvor sprachen wir von drei Mahlzeiten am Tag, damit der Körper auch zwischen den Mahlzeiten die Energie verbrennen kann, die er aufnimmt, und durch Insulinausschüttung (verursacht durch neue Mahlzeiten) nicht ständig neues Fett einlagert. Dabei geht es vor allem um viele Mahlzeiten über den Tag verteilt wie auch sehr späte Mahlzeiten nach 21 Uhr. Lies dir hierzu auch das Kapitel zum Intervallfasten durch. Denn es ist so, dass der Körper erst anfängt, Fett zu verbrennen, wenn die Kohlenhydratspeicher leer sind. Je nachdem, ob du dich zusätzlich bewegst (Sport) und wann du dich bewegst, sind die Speicher schneller leer und es wird Fett verbrannt. Vorausgesetzt, die Kohlenhydratspeicher werden nicht ständig wieder aufgefüllt, wie es durch Zwischenmahlzeiten oder durch späte bzw. frühe Mahlzeiten passiert, obwohl der Speicher noch gar nicht leer ist. Wie groß die Speicher sind und wie schnell diese verbraucht werden, hängt vom sportlichen Trainingszustand sowie von der körperlichen Aktivität ab. Dieser Effekt lässt sich jedoch durch einen einfachen Trick unterstützen und anwenden, ohne auf ein Intervallfasten umzusteigen (lies dir das Kapitel dennoch einmal durch) oder viel an deinen bisherigen Gewohnheiten zu ändern. Die Zauberformel heißt: keine Kohlenhydrate am Abend bzw. zum Abendessen. Somit kann die Zeit verlängert werden, in denen die Kohlenhydratspeicher geleert werden und du verbrennst während der Nacht Fett. Abnehmen im Schlaf.

Falsche Zusammensetzung der Bausteine. Aus welchen Makronährstoffen (Fette, Kohlenhydrate und Eiweiße/Proteine) unser Essen besteht, wurde als Einführung zu Teil II bereits vorgestellt. Die Kombination dieser Makronährstoffe kann sich ebenfalls negativ oder auch günstig auf das Abnehmen/Zunehmen auswirken. Negative Auswirkungen kann das falsche Verhältnis von Fett zu Kohlenhydraten haben. Wenn bei einer Mahlzeit mit vielen Kohlenhydraten viel Fett gegessen wird, werden zuerst die Kohlenhydrate verbraucht und eingelagert. Nachdem es viele sind, füllen sie bereits alle Speicher, weshalb Fett nicht mehr gebraucht und in die Bauchdepots als Reserve gelagert wird. Sprich: nicht zu viel Fett zu kohlenhydratreichen Speisen. Allerdings ist ein wenig Fett immer wichtig für die Vitaminaufnahme – nicht vergessen. Lieber eine Mahlzeit, zum Beispiel vor dem Schlafengehen, ohne Kohlenhydrate und dafür aus Eiweiß, Fett und Gemüse. Und lieber ein paar Kohlenhydrate weniger und ein paar gute Fette dazu, damit du auch die fettlöslichen Vitamine nutzen kannst.

Die Sache mit dem "es schmeckt aber so gut". Welche Sachen sind das, an die du denkst, bei "es schmeckt aber so gut"? Pizza, Süßigkeiten, Fast Food usw. Wieso schmeckt es gut? Das können drei Zauberworte der Lebensmittelindustrie beantworten: Salz, Zucker und Fett. Fett ist der Geschmacksträger, d. h. Geschmacksverstärker. Auf Salz sprechen wir gut an, weil wir denken: `Hey, das schmeckt nach was´. Zum Beispiel Fertigprodukte, Dosenessen, Maultaschen aus der Kühlung etc. Zucker spricht im Gehirn das Belohnungszentrum an und löst damit kurzzeitig Glücksgefühle aus. Geh mal bewusst einkaufen und schau, wie viel Zucker in bearbeiteten Produkten steckt. Diese drei "natürlichen Geschmacksverstärker" bewirken, dass wir immer eine ganze Tüte Chips essen, gern an der Fressbude an der Ecke was auf die Hand kaufen oder Gummibärchen und Cola naschen und nicht damit aufhören können. Vielleicht fällt es dir leichter deinem Drang diese Sachen zu dir zunehmen Einhalt zu gebieten, wenn du weißt, dass dein Körper auf diese Sachen anspringt und du deshalb ein künstliches Gefühl verspürst, mehr zu wollen. Wie du dir bereits vorstellen kannst, machen diese Sachen dick. Du isst zu viel davon oder du isst es einfach nur, weil dein Körper sagt, dass er Lust darauf hat und sich nicht gegen diese Manipulation wehren kann. Meistens haben diese Produkte dann sehr viele Kalorien und ein schlechtes Verhältnis von Kohlenhydraten zu Fetten, wie wir im Absatz davor erfahren haben. Zudem sind es ungesunde Produkte. Salz und Zucker wurde im Kapitel zuvor erst besprochen; dazu kommt der geringe Nährstoffgehalt.

Was lässt sich also zusammenfassend sagen, um eine Gewichtszunahme durch Essen zu vermeiden? Verzichte, so gut es geht, auf Zucker und versuche, deinen Kohlenhydratanteil ein wenig zu reduzieren und auf komplexe Kohlenhydrate, d. h. Vollkornprodukte zu setzen. Versuche, zu fettreichen Gerichten, nur wenige oder keine Kohlenhydrate zu essen. Hackfleischgerichte, Gerichte, die mit viel Käse überbacken sind oder Gerichte aus fettigem Fleisch sollten nicht mit Kohlenhydraten kombiniert werden. Zum Beispiel Lasagne: Hackfleisch, Käse (überbacken) und

Mascarpone mit Nudeln (Kohlenhydrate). Maultaschen: Fleisch mit Nudeln. Nudeln mit Sahnesoße etc. Leberkäse-, Bratwurst-, Schnitzelsemmeln, Kuchen mit Mürbteig, Butterstreuseln u. Ä. Das sind ein paar Gerichte, durch die du verstehen sollst, wie die Kombination von Fett und Kohlenhydraten aussehen kann und vermieden werden sollte. Es gibt viele Alternativen zu den Gerichten und die Gerichte sollten (falls doch mal verzehrt) lieber mit Vollkornnudeln oder Vollkornsemmeln gegessen werden. Auch die Tageszeit ist entscheidend. So ist es zum Mittagessen besser als zum Abendessen bzw. wirkt sich günstiger auf die Fettverbrennung aus. Mit einem Training am Nachmittag kann der fett machende Effekt einer solchen Mahlzeit ebenfalls gemindert werden.

DURCH ERNÄHRUNG ABNEHMEN

Dies ist wohl das Kapitel, das den größten Einfluss auf deine Ziele haben wird, die du mit Nahrung und Essen steuern kannst; nämlich, wie du mit den richtigen Lebensmitteln durch gesunde Ernährung und mit dem geschulten Blick auf deine Produkte abnehmen kannst und dein Gewicht hältst, d. h. langfristigen Erfolg hast und dich gesund und vital fühlst. Eine gesunde Ernährung sollte nämlich nicht ausschließlich zum Abnehmen verwendet werden, um nach erreichtem Ziel wieder in alte Muster zurückzufallen. Dies ist, wie man so schön sagt, ein Marathon und kein Sprint. Nicht nur lebst du länger mit der richtigen Ernährung, tatsächlich kann es mit der falschen Ernährung kurzweilig werden wie ein Sprint. Probiere es also aus. Fühle deinen Körper und seine Dankbarkeit und lass dich von dem Lifestyle anstecken!

Wie kann ich mit gesunder Ernährung abnehmen?

Nun wissen wir aus dem Kapitel zuvor, wie man mit Ernährung zunimmt. Wie sieht also das Gegenteil aus? Wie nimmst du mit Ernährung ab? Heißt es, du musst einfach auf das verzichten, was im vorherigen Kapitel zum Zunehmen führt? An sich ist das schon einmal ein sehr effektiver Punkt: verzichte auf die Dickmacher, wie nährstoffarme, zucker- und salzhaltige, fettreiche Kost in Kombination mit Kohlenhydraten. Und natürlich – fast die schlimmsten Übeltäter, könnte man sagen – Softdrinks, die sehr süß sind und ihren Zucker direkt in den Körper speisen, ohne für Sättigung zu sorgen. Und hierbei sind wir direkt beim wichtigsten Punkt. Dein Zauberwort für das Abnehmen:

Die Sättigung. Ich verspreche dir eines: Wenn du

auf dein Sättigungsgefühl hörst, dass du mit den Lebensmitteln und der Ernährungsform erreichst, welches ich dir in diesem Kapitel ans Herz lege, wirst du garantiert großartige Ergebnisse rund um deinen Körper und in der Fettreduktion erzielen; auch auf lange Sicht – während deines Marathons. Sättigung ist deshalb so wichtig, weil dir dein Körper genau sagt, wann er genug Energie (in Form von Nahrung) gesammelt hat bzw. von dir bekommen hat. Als logische Folgerung muss er die überschüssige Energie nicht als Bauch-, Bein- oder Pofett lagern. Stattdessen kann er diese verwenden, ohne dass ständig eine zusätzliche Einlagerung stattfindet, um seine Energielücken in "Hungerperioden", in denen er wieder Energie braucht, zu schließen. Diese Hungerperioden finden sich beim Schlafen in der Nacht und zwischen deinen drei Mahlzeiten. Zu deinen Mahlzeiten isst du dich satt! Deine einzige Aufgabe wird es sein, das richtige Essen zu diesen Mahlzeiten zu verzehren, damit dein Körper mit allen Nährstoffen versorgt ist, die er braucht. Und du musst die Mahlzeiten einhalten. Den Rest erledigt dein Körper. Vertraue ihm. Er hat mehrere Millionen Jahre evolutionärer Entwicklung hinter sich und ist an weitaus widrigere Lebensumstände anpassungsfähig.

Der Clou ist also die Sättigung; das, was wir, um effektiv abzunehmen, mit unseren Lebensmitteln erreichen wollen. Dadurch sparst du Kalorien ein und nimmst ab. So einfach ist das. Was bzw. welche Nahrungsmittel verursachen also (mehr) Sättigungsgefühl?

1. **Wasser.** Ja, richtig gelesen. Wasser! So einfach kann es sein, oder? Heutzutage ist allseits bekannt, dass der menschliche Körper zu 60 % bis 70 % aus Wasser besteht. Wasser wird für alle Prozesse in unseren Zellen und Geweben benötigt und garantiert einen funktionierenden Stoffwechsel, bei dem die Abfallprodukte und Schadstoffe regelmäßig abtransportiert werden und die benötigten Stoffe, wie Enzyme, Energie und Vitalstoffe (Vitamine & Co.), zur Zelle transportiert werden. Dadurch arbeiten deine Zellen effektiver und das Fett kann nicht nur effektiv abgebaut, sondern auch transportiert und verbrannt werden. Der zweite Punkt, und hier der eigentliche Schwerpunkt, ist die Sättigung. Der menschliche Körper kann ein Durstgefühl nur sehr undeutlich suggerieren, was oft zu Fehlinterpretationen, wie zum Beispiel Hunger, führt. Obwohl er satt ist, denken wir, wir hätten Hunger. Stattdessen benötigt er Wasser. Wasser hat außerdem einen füllenden Effekt, sodass der Magen merkt, dass er etwas in sich hat. Wasser verbrennt aber auch Energie; denn es wird etwa auf

Körpertemperatur erhitzt, sobald du es aufgenommen hast. Dafür wird Wärme erzeugt, die Energie, sprich Kalorien, verbraucht. Und zu guter Letzt: Wasser statt Softdrinks. Wenn du Wasser trinkst, anstelle einer Cola oder einer süßen Schorle, sparst du dir die massiven Kalorien-Booster und verbrennst sogar ein bisschen Kalorien stattdessen. Klingt das gut oder klingt das gut mit dem Wasser? Also. Wasser trinken!

2. **Ballaststoffe.** Habe ich es dir gesagt oder habe ich es dir gesagt? Wie bereits einige Male erwähnt, sollten von nun an Ballaststoffe zu deinem "täglich Brot" dazugehören. Ballaststoffe haben dabei viele wichtige Eigenschaften. Zum einen wirken sie sättigend, vor allem, wenn sie durch Wasser zusätzlich ein wenig aufquellen. Dabei haben Ballaststoffe, da sie vom Körper nicht verwertet werden können und nicht aufgenommen werden, keinen nennenswerten Einfluss auf Energiebilanz. Dafür haben sie aber einen oder sogar den ausschlaggebenden Einfluss auf deine Darmflora, denn deine Mikroorganismen ernähren sich von diesen unverdaulichen Bestandteilen und verwerten sie zu gesundheitsfördernden Fettsäuren, Vitaminen und weiteren Stoffen, die deinem

Körper zugutekommen und oft wichtige regulatorische Funktionen übernehmen. Was du dir auch merken kannst, ist eine Faustregel: Wo Ballaststoffe drinnen sind, sind auch Vitamine, Mineralien und Spurenelemente enthalten. Produkte mit Ballaststoffen sind meistens gar nicht oder wenig und naturnah verarbeitet, wie zum Beispiel Vollkornmehl. Und wie du ja weißt, ist es sinnvoll und gesundheitsfördernd, diese Vitalstoffe zu dir zu nehmen, und zwar am besten über natürliche Nahrung. Was bedeutet das also für deine Lebensmittelauswahl? (Hier kannst du auch noch einmal in dem Kapitel "Wie kann man sich gesund ernähren?" nachschlagen) Lebensmittel mit hohem Ballaststoffgehalt sind in der Regel unverarbeitet und stellen Gemüse, Obst, Nüsse, Kerne und Samen dar sowie Körner und deren Verarbeitungen (Vollkorngetreide bzw. Vollkornmehl). Durch diese Lebensmittelauswahl wirst du sowohl lang anhaltende Sättigung verspüren als auch deinem Körper die wichtigen Stoffe zuführen, die er braucht.

3. **Bitterstoffe.** Bitterstoffe tragen zu einer natürlichen Sättigungsreaktion bei und versorgen den Körper mit Antioxidantien, die Entzündungshemmend wirken und freie

Radikale binden. Antioxidantien haben daneben noch weitere positive Eigenschaften, die allerdings tief in die Materie der Zellbiologie eintauchen und teilweise noch nicht vollständig erforscht sind. Währenddessen haben Bitterstoffe noch eine weitere Wirkung, die uns im Ziel abzunehmen unterstützt, und zwar regen sie den Stoffwechsel an, was zu einem Mehr an Energieverbrauch führt und somit mehr Kalorien verbrennt. Bitterstoffe findest du auch hier wieder in Obst und Gemüse, wie zum Beispiel Grapefruit, Rucola, Radicchio, Artischocken und Kohlgemüse. Du findest sie auch in vielen Kräuter und Pflanzen im Garten, wie zum Beispiel Löwenzahnblättern und Petersilie. Das Schöne ist, dass auch der Kakao diese Bitterstoffe enthält wie auch Rotwein. Dies bedeutet, dass ein (!) Glas Rotwein ebenfalls positive Effekte hat und in dieser Ernährungsweise vorkommen darf sowie auch Schokolade mit einem hohen Kakaogehalt (> 70 %, am besten 85 % und mehr).

4. **Komplexe Kohlenhydrate.** Auch bereits erwähnt: die komplexen Kohlenhydrate. Darunter zu verstehen sind langkettige Monosaccharide, also viele Einfachzucker-Moleküle aneinandergereiht. Daraus

ergeben sich dann Polysaccharide und Oligosaccharide, welche die komplexen Kohlenhydrate darstellen. Aufgrund der längeren Verkettung müssen diese Kohlenhydrate erst aufgespalten werden, damit sie für den Körper verwertbar werden. Dies hat zur Folge, dass die komplexen Kohlenhydrate bzw. ihre abgespaltenen Untereinheiten "peu à peu" in das Blut gelangen und somit keine Insulinspitzen auslösen, sondern eine moderate Sättigung bewirken, die über einen längeren Zeitraum anhält. Insulinspitzen würden Hungerattacken auslösen, da das plötzliche Abflachen den Blutzuckerspiegels (weil viel Insulin ausgeschüttet wurde, daher "Insulinspitze") dem Gehirn signalisiert: `Es ist zu wenig Zucker im Blut vorhanden´, woraufhin dieses einen Appetit veranlasst, der wieder Zucker ins System schleusen soll. Und so kann es sein, dass man dem ganzen Tag dem Fressreiz erliegt und ein Opfer des eigenen Systems wird. In welchen Lebensmitteln sind also komplexe Kohlenhydrate zu finden? Da wären – ich wiederhole mich eigentlich ungern, aber hier kann man es nicht oft genug sagen – die Vollkornprodukte. Außerdem Kartoffeln und Süßkartoffeln sowie auch Kürbis, Gemüse und Hülsenfrüchte; sprich Bohnen, Linsen, Kichererbsen usw. Diese Gruppe der Hülsenfrüchte wird auch beim nächsten Punkt relevant.

5. **Eiweiß.** Wie bereits im Kapitel über die gesunde Ernährung angesprochen, ist es ebenfalls wichtig, dass das Aminosäureprofil vollständig ist. (Die kleinen Bausteine, die zum Protein zusammengebaut werden, sind die Aminosäuren. Der Körper benötigt davon – es gibt insgesamt 20 verschiedene, von denen einige essenziell sind, d. h., von außen aufgenommen werden müssen – jeweils unterschiedliche Mengen, um reibungslos zu funktionieren.) D. h.: Von allen Aminosäuren müssen genug im Körper vorhanden sein. Dafür ist es wichtig, abwechslungsreich zu essen (du erinnerst dich an die Regeln der DGE? Regel Nummer 1: "Lebensmittelvielfalt genießen"). Da wir Eiweiß unter dem Punkt Sättigung aufführen, trägt auch dieses, wie du bereits vermutet hast, zu einem höheren und länger anhaltenden Sättigungsgefühl bei. Lebensmittel, die ich dir hier an die Hand geben will, setzten sich aus vegetarischen/veganen Eiweißquellen und tierischen Eiweißquellen zusammen. Falls du zu der Fraktion "tierloses Essen" gehörst, dann konzentriere dich einfach auf die

pflanzlichen Eiweißquellen. Die da wären: Hülsenfrüchte (Linsen, Erbsen, grüne Bohnen, Bohnen, Soja, Erdnüsse, Kichererbsen, Kidneybohnen usw.), Kerne und Saaten (Sonnenblumenkerne, Kürbiskerne, Leinsamen, Pinienkerne etc.) und Nüsse (Walnüsse, Paranüsse, Haselnüsse, Mandeln usw.). Nicht sehr viel Protein, aber viele essenzielle Aminosäuren hat außerdem Brokkoli. Auch Getreide wie Reis, Dinkel (wie Reis zum Kochen; sehr lecker!) o. Ä. haben einen gewissen Anteil an Protein, wie auch die Kartoffel. Pflanzliche Proteinquellen sollten immer in Kombination gegessen werden, um die Vollständigkeit der Aminosäuren zu erreichen. Bei tierischen Eiweißquellen muss darauf nicht explizit geachtet werden, da zum Beispiel das Fleisch eine sehr gute Aminosäureverteilung aufweist. Quellen aus tierischen Produkten können daher sein: Fleisch (Wild, Rind, Schwein, Geflügel und andere), Fisch, Fleischprodukte wie Wurst, Eier und Milchprodukte (Quark, Hüttenkäse, Skyr, Käse). Gerade bei den tierischen Quellen sollte auf eine ökologische Aufzucht und Herkunft geachtet werden. Fisch und Wild sind vor allem mit guten Fetten ausgestattet bzw. haben gute Verhältnisse von Omega 3 zu Omega 6. Bei Milchprodukten empfiehlt sich die Verarbeitung aus Heumilch sowie Fleisch vom Weiderind. Hierbei will ich dir auch noch einmal die Regel der DGE ins Gedächtnis rufen: mit tierischen Lebensmitteln die Auswahl ergänzen. Ein gutes Aminosäureprofil setzt sich leicht aus tierischen und pflanzlichen Quellen zusammen. Hierbei ist es sinnvoll, die Gerichte mit tierischen Produkten zu ergänzen. An der Stelle soll noch einmal gesagt sein, dass eine Ernährungsweise aus zu vielen tierischen Lebensmitteln negative Auswirkungen auf deine Gesundheit hat. Daher sollte das Wörtchen "ergänzen" auch ernst genommen werden. Für deine Power und deiner Gesundheit zuliebe. Um niemanden zu verunsichern: Eine Eiweißaufnahme aus rein pflanzlichen Quellen reicht ebenfalls vollkommen aus. Es ist nur etwas schwieriger, da pflanzliche Quellen kombiniert werden müssen, um alle Aminosäuren aufzunehmen und die Eiweißdichte, d. h., die Menge an Eiweiß pro 100 g in der Regel geringer ist als bei tierischen Produkten. Daneben erzielt eine pflanzliche Ernährungsweise viele positive Nebeneffekte.

Dies sind die besten Sättigungsfaktoren. Die darin enthaltenen Lebensmittel sind sehr vielfältig und nährstoffreich, was eine optimale Nahrungsgrundlage für eine gesunde Ernährung liefert und absolut geeignet ist, um abzunehmen. Sich daran auch über einen längeren Zeitraum oder ein Leben lang zu orientieren, wird dir ein langes, gesundes und energiegeladenes Leben bescheren und dich dauerhaft schlank halten. Natürlich ist es auch mal okay, auf einem Geburtstag ein Stück Kuchen zu essen oder auf einer Party noch spät nachts die Reste einer Partypizza zu vernichten. Es sollte nur nicht zur Gewohnheit werden und eine Ausnahme bleiben. Kombiniere also diese Ernährungsweise mit den drei geregelten Mahlzeiten am Tag und du hast deinen Ernährungsplan zum Abnehmen. Und zwar nicht nur für ein paar Monate, sondern solange du willst. Wenn es darum geht, das Gewicht zu halten (dieser Punkt wird bei deinem Idealgewicht ohnehin eintreten) bzw. du an dieser Stelle angekommen bist, kannst du auch die Zügel etwas lockern. Die Seele sollte nicht vergessen werden. Ein bisschen was Süßes oder ein deftiger Schmaus tut der Seele nun einmal gut und trägt zum Wohlfühlen bei. Aber halte dein Grundgerüst und lass es zum Alltag werden.

Auf welche Zahlen muss ich achten, wenn ich abnehmen will?

Für die Zahlenmenschen unter euch! Oder auch die, die zum Experten in Sachen Verpackungsbilanz werden wollen; hier ein Kapitel über den Nährstoffindex auf Verpackungen und worauf du dabei achten solltest. Du kennst bestimmt die Nährstofftabellen auf deinen Lebensmitteln, die du einkaufst. Von oben nach unten steht dort: **kcal (Kalorien); Fett, davon gesättigte Fettsäuren; Kohlenhydrate, davon Zucker; Ballaststoffe; Eiweiß;** und oft noch **Salz.**

Zuerst lässt sich sagen, dass darauf geachtet werden sollte, für wie viele Gramm des Produkts die Nährwerte bestimmt sind. In der Regel sind es 100 g. Allerdings beschränkt es sich häufig auch auf Portionen oder pro Stück, was oft nur 15 g - 40 g entspricht. Also schau genau hin, auf wie viele Gramm sich die Angaben beziehen. Bei zwei Einheiten gilt wieder die Regel: umso mehr, umso besser, und zwar bei Ballaststoffen und bei Eiweiß (Protein). Die Salzmenge sollte so gut wie möglich nicht über 0,5 g sein oder am besten gar nicht erst aufgeführt sein, in dem Sinne, dass es nicht enthalten ist. Hierbei sollte allerdings auch beachtet werden, falls du einen Aufstrich hast, in dem viel Salz enthalten ist, z. B. 1,2 g auf 100 g Aufstrich, aber du schmierst dir nur 30 g auf dein Brot, ist es verhältnismäßig auch im Normbereich.

Weiterhin sollte auf die angegebene Zuckermenge geachtet werden, die nicht über 10 g pro 100 g liegen sollte. Dabei gilt es, darauf zu achten, dass Fruchtzucker und zugefügter Zucker beide unter der Kategorie `davon Zucker´ aufgeführt sind. Wenn du also einen Smoothie kaufen möchtest und der hat 14 g Zucker auf 100 g, schaue auf die Inhaltsstoffe. Wenn zusätzlicher Zucker beigefügt wurde, würde ich nach einer Alternative suchen, die wirklich nur aus Früchten besteht. Bei Fruchtzucker kann man die 10 g ein wenig übersteigen. Dennoch sollte die Verzehrmenge von Zucker auf ein Minimum reduziert und abends ganz vermieden werden. Denn der Zucker lässt deinen Insulinspiegel in die Höhe fahren und das Absinken bewirkt ein Heißhungergefühl. Also iss so wenig Zucker wie möglich, um die berühmt-berüchtigten Fressattacken zu vermeiden.

Denn, und das ist der entscheidende Hinweis, du isst ja meistens nicht nur 100 g von einem Produkt, sondern kochst dir zum Beispiel ein leckeres Mahl, das dann 150 g Nudeln hat und isst noch einen Joghurt, der 200 g Inhalt hat. Dadurch multiplizieren sich die Wertangaben. Achte also auch auf die Gesamtkalorienzufuhr und schau mal nach, wie viele Kalorien du zu dir nimmst, wenn du die ganze Packung isst. Rechne dann auch aus, wie viel Zucker das entspricht. Ein Joghurt mit 200 g und 18 g Zucker auf 100 g gibt dir schnell mal seine 36 g Zucker ab und das oft nebenbei oder obwohl du schon satt bist. Iss lieber einen Naturjoghurt mit 4 g Milchzucker (Laktose) pro 100 g und mache dir Beeren oder Banane hinein. Das ist besser als ein Fruchtjoghurt. Du verzichtest nicht nur auf viel Zucker, sondern nimmst neben Frucht- und Milchzucker, die nicht so viele negative Auswirkungen, sondern eher noch positive Verwendung finden, auch Vitamine, Mineralstoffe und Spurenelemente, wie auch Ballaststoffe durch die Früchte und mehr Eiweiß durch den Naturjoghurt auf. Berühmt ist auch das Kalorienzählen. Da die kcal, die Kalorien, auf der Verpackung stehen, ist dies auch ein Punkt, auf den ich kurz eingehen möchte, wenn er sich schon so anbietet. Jeder Mensch hat seinen eigenen Grundumsatz. Das ist die Menge an Kalorien, die du verbrennst, ohne etwas zu tun. Das benötigt dein Körper, um zu funktionieren. Hinzukommen diejenigen Kalorien, die du durch Bewegung in Form von Sport und Tagesaktivität verbrauchst. Um abzunehmen, ist es auch sinnvoll, seine Kalorien im Blick zu haben bzw. zu beobachten, wie viele Kalorien du in etwa zu dir nimmst, damit du ein Gefühl für die Kalorien bekommst, die eine Portion deines Essens etwa aufweist. Kurz gesagt: Versuche, grob auszurechnen, wie viele Kalorien du pro Mahlzeit zu dir nimmst, indem du auf der Verpackung nachsiehst, wie viele Kalorien enthalten sind. Wenn du mehr oder weniger als 100 g isst – darauf sind die Angaben meistens bezogen – dann kalkuliere etwa, wie viel mehr oder weniger es war. Fertigprodukte, wie zum Beispiel Schupfnudeln – kennst du die? – haben auf 100 g ca. 300 kcal. Jetzt enthält eine Packung 500 g und von der Menge, die schließlich in der Pfanne landet, isst man schnell mal die ganze Packung. Das sind dann 1500 kcal. Krass, oder? Ein Mann verbraucht am Tag etwa 2000 kcal und Frauen im Durchschnitt 1800 kcal (Muskeln erhöhen diesen Umsatz). Damit ist fast schon die ganze Energie für einen Tag gedeckt. Und du hast keine Vitamine und Co. oder Ballaststoffe gegessen ...

Letzter Punkt kurz und knapp: Halte die gesättigten Fette so gering wie möglich. Außer Kokosmilch sollten keine Gerichte mit vielen gesättigten Fettsäuren verzehrt werden. Geringe Mengen, die enthalten sind, reichen vollkommen für die nötige Versorgung des Körpers aus. Das sollten am Tag zwischen 15 g und 20 g gesättigte Fettsäuren sein.

Das war ein kleiner Exkurs auf die Zahlen in Lebensmitteln. Wenn du kein Bodybuilder bist, ist es nicht nötig, täglich Kalorien zu zählen und alles abzuwiegen. Es ist jedoch für den Anfang sinnvoll, ein Gefühl dafür zu entwickeln, wie viele der Grundbausteine überhaupt auf deinem Teller sind und wie viele Kalorien das überhaupt sind. Zähl mal nach. Du wirst überrascht sein und vielleicht ist das ein zusätzlicher Anreiz, die Ärmel hochzukrempeln, den Bauch anzupacken und sich an die Arbeit zu machen.

Beispiel Ernährungsplan zum Abnehmen

Nun eine Idee für einen Ernährungsplan für eine Woche. Er ist für normale Arbeitszeiten ausgelegt und um die Mahlzeit vom Vorabend für ein gesundes Mittagessen etwas "aufgepeppt" mit auf die Arbeit zu nehmen. Da du selbst mittlerweile eine gute Vorstellung hast, welche Lebensmittel gut sind und das Abnehmen fördern, kannst du auch eigene Gerichte ausprobieren, Gerichte aus dem Plan ergänzen oder dich in etwa an dem Plan orientieren, zu welcher Tagesmahlzeit es was geben sollte. Dabei wurde darauf geachtet, abends weniger Kohlenhydrate zu essen oder wie am Donnerstag (da Linsen doch einige Kohlenhydrate besitzen) dafür das Mittagsmenü kohlenhydratärmer zu gestalten. Gebraten sollte mit Raps oder Olivenöl werden. Salatdressings (bei allen Salaten) sollten sich auf Olivenöl, Essig, Salz und Pfeffer und, wenn du willst, noch Kräutern beschränken. Keine Fertigmischungen. Auch nicht für Suppen. Produkte wie Kichererbsen, Kidneybohnen und Tomatensoße sollten am besten aus einer Glaskonserve kommen, wenn es nicht selbst gemacht wird. Linsen sollen nicht in der Dose gekauft werden, sondern zum Kochen. Fleisch, Fisch und Milchprodukte sowie Eier aus ökologischer Haltung sind, wie besprochen, die beste Wahl. Hummus kann leicht selbst gemacht werden. Alternativ sollte bei einem gekauften Hummus darauf geachtet werden, möglichst wenig Zucker dabei zu haben; dein Richtwert ist unter 3 g.

	Morgens 8:00 Uhr	Mittags 13:00 Uhr	Abends 19:00 Uhr
Montag	Haferflocken, Leinsamen (geschrotet) mit Nüssen und Obst/Beeren mit Quark oder Milch/Hafermilch	Pizza von Sonntag und Bohnensalat	Ofengemüse mit Humus
Dienstag	Vollkornbrot mit Humus/Gemüseaufstrich und Avocado	Ofengemüse (von Montag) in Tomatensoße mit Reis	Soja-Schnetzel-Bolognese mit Brokkoli, Erbsen und Zucchini in Tomatensoße und Kichererbsen
Mittwoch	Haferflocken, Leinsamen (geschrotet) mit Nüssen und Obst/Beeren mit Quark oder Milch/Hafermilch	Sojabolognese in Soße umgewandelt mit Vollkornnudeln	Fisch mit gedünstetem Gemüse (Blumenkohl, Karotten und Erbsen zum Beispiel)
Donnerstag	Vollkornbrot mit Hummus/Gemüseaufstrich und Avocado	Gemischter Salat mit Walnüssen, Sonnenblumenkernen und Kürbiskernen. Dazu Kidneybohnen (evtl. mit Brühe abgeschmeckt)	Linseneintopf/Linsencurry/ Linsen-Dal mit Hühnchen
Freitag	Haferflocken, Leinsamen (geschrotet) mit Nüssen und Obst/Beeren mit Quark oder Milch/Hafermilch	Linsen vom Vorabend	Gemüseeintopf (z. B. Karotten, Erbsen/grüne Bohnen, Sellerie, Kohl etc.) bei Bedarf mit Wienerscheiben
Samstag	Obstsalat (mit Joghurt/Quark), Vollkornbrot mit Lachs und Avocado	Selbstgemachte Burger (evtl. mit Gemüsebratlingen) mit Salat, Tomate, Gurke und Zwiebel. Dazu Ofenkartoffeln mit Rosmarin	Kürbissuppe mit Kokosmilch mit gerösteten Kürbiskernen
Sonntag	Rührei mit Petersilie und Zwiebeln, Vollkornbrötchen/-brot mit	Selbstgemachte Pizza aus Vollkornmehl mit Gemüsetopping; Artischocken, Pilze,	Weißer Bohnensalat mit Zwiebeln, Rucola, Roter Bete, Walnüssen und Tomate

	Hummus und vegetarischem Aufstrich	Paprika, Brokkoli, Zwiebel und Rucola nach dem Backen (evtl. Schinken oder Thunfisch)	

INTERVALLFASTEN

Bestimmt hast du von diesem Trend, wenn es das überhaupt noch ist – es ist bereits über eine längere Zeit in der Gesellschaft integriert -, gehört. Doch was steckt dahinter? Ist es eine Diät-Form zum Abnehmen oder steckt mehr dahinter? Gleich bist du schlauer ...

Was genau ist das?

Das Intervallfasten, auch als intermittierendes oder periodisches Fasten bezeichnet, entspricht dem ursprünglichsten Essverhalten des Menschen bzw. auch dem der Tiere, die in der Wildbahn zu beobachten sind. Dabei ist es so, dass das Nahrungsangebot nicht rund um die Uhr zur Verfügung steht. Wenn es also etwas zu essen gibt, weil die Jagd erfolgreich war oder die Sammler ein paar Beeren oder Wurzeln gefunden haben, isst man sich satt, so gut es geht. Darauf kann allerdings eine Hungerperiode folgen, die einige Stunden bis Tage andauern kann, in der keine oder nur in verringerten Mengen Nahrung zur Verfügung steht. Somit entspricht das Intervallfasten keiner Kur oder

Diät und ist auch nicht dafür ausgelegt. Dennoch bringt seine Anwendung in der heutigen Zeit gewünschte Resultate im Bauchbereich. Oder hast du schon einmal ein fettes Tier in freier Wildbahn gesehen oder kannst dir einen dicken Steinzeitmenschen vorstellen? Richtig; ich auch nicht. Tatsächlich wurde die Idee des Intervallfastens sogar schon von einigen Religionen übernommen und wird im Glauben praktiziert, wie zum Beispiel die religiöse Tradition des Ramadans oder neben der traditionellen Fastenzeit im Christentum im Frühling auch eine mittlerweile weniger gepflegte Tradition des zweitägigen Fastens am Mittwoch und Freitag nach dem Lukasevangelium. Nun will ich dich aber nicht mit Religion langweilen; dich interessiert wahrscheinlich eher, wie das Intervallfasten umgesetzt wird und was der Vorteil davon ist.

Beim Intervallfasten gibt es verschiedene Möglichkeiten. Die gängigste Methode und in der Regel auch die Methode, die mit dem Intervallfasten assoziiert wird, ist eine Fastenperiode von 12,14 oder 16 Stunden. Das bedeutet, dass nur in einem Zeitfenster von 12, 10 bzw. 8 Stunden gegessen wird. Ein kleines Beispiel gefällig? Ich praktiziere beispielsweise das 16/8 Intervallfasten. Dabei nehme ich meine erste Mahlzeit um 12 Uhr mittags ein und esse nach 20 Uhr nichts mehr bis zum nächsten Tag um 12 Uhr. Genauso verhält es sich mit den anderen Intervallen 12/12 und 14/10.

Innerhalb der Essensperiode ist nicht vorgesehen, weniger Kalorien zu sich zu nehmen als normal. Es sollte normal gegessen, allerdings nicht der Völlerei gefrönt werden.

Kann es beim Abnehmen helfen?

Die Frage ist nun, ob sich das Intervallfasten zum Abnehmen eignet, wenn doch normal gegessen wird. Dabei gibt es zwei Punkte, die ein Abnehmen bewirken. Zum einen leeren sich durch die längeren Fastenperioden die Kohlenhydratspeicher, wodurch – in Verbindung mit Sport – schneller auf die Fettreserven zurückgegriffen wird und diese schneller verbrannt werden, zum anderen wird in der Regel auf natürliche Art und Weise, indem du auf dein Hungergefühl achtest, die eine oder andere Mahlzeit kleiner oder es fällt sogar eine Mahlzeit weg, womit sich deine aufgenommenen Kalorien reduzieren und die noch benötigte Energiedifferenz aus dem Fettgewebe herangezogen wird.

Ein weiterer Effekt ist derjenige, dass durch diese Ernährungsumstellung der Körper sich neu anpassen muss. Durch diesen Reiz sind ebenfalls, vor allem zu Beginn des Intervallfastens, Fortschritte beim Gewichts- bzw. Fettverlust zu verzeichnen. Einer von vielen positiven

Nebeneffekten ist dabei auch, dass die Muskelmasse, die oftmals unter Diäten mit Kaloriendefiziten leidet, erhalten bleibt, während gleichzeitig dennoch Fett abgebaut wird. Das Fazit also für dich: Wenn dir das Intervallfasten zusagt, dann kannst du es sehr schön in den Alltag integrieren, ohne die berühmten Nebenwirkungen anderer Diäten am eigenen Leib zu spüren, wie zum Beispiel Fressattacken oder Jo-Jo-Effekte; und trotzdem kannst du hierbei Gewicht verlieren, vor allem in der 16/8 Periode. Es empfiehlt sich jedoch zum Einstieg, damit deine Motivation erhalten bleibt, eine Periode zu wählen, die ein wenig mehr Spielraum lässt. Anschließend kannst du die Periodendauer erhöhen, wenn du merkst, dass du es schaffst.

Teil III

Ohne Fleiß kein Preis

Mit Sport abnehmen

Teil drei des erfolgreichen Abnehmens umfasst nun nach der Ernährung den Sport. Sport ist ein weit gefasster Begriff, aber es geht darum, sich regelmäßig zu bewegen. Dabei muss nicht das Ziel sein, einen Marathon zu gewinnen oder der nächste Mr. Olympia (Bodybuilder) zu werden. Beim Sport geht es darum, den Körper fit zu halten, was sehr viele präventive Vorteile im Alter und auf die Gesundheit bewirkt und auch dein Spiegelbild besser aussehen lässt.

GRUNDLAGEN SPORT

Falls du dich im Sportbereich noch nicht so gut auskennst, will ich dir erst ein paar Grundlagen mit auf den Weg geben, die es dir ermöglichen, gleich richtig einzusteigen und eventuell auch gleich erste Erfolge zu sehen. Effizienz ist nämlich im Sport ein fortwährender "Trial-and-Error"-Prozess, den du nicht selbst auszuprobieren brauchst. Stattdessen startest du gleich mit den besten Grundlagen und Methoden, die es aktuell gibt, oder baust dir aus dem aktuellen Wissen dein individuelles Konzept zusammen. Wie klingt das? Klingt doch gut, oder? Dann legen wir los.

Welche Trainingsarten gibt es?

Wir fangen damit an zu differenzieren, was für verschiedene Trainingsarten es überhaupt gibt und wo die einzelnen Vorteile darin liegen. Wie du schon wissen könntest, gibt es zwei große Blöcke im Trainingsbereich: das Ausdauer-/Cardiotraining und das Krafttraining. In diesen beiden Kategorien gibt es wiederum einige Subarten, die sich für individuelle Ziele und Anforderungen nutzen lassen.

Cardiotraining/Ausdauertraining

Wie der Name schon sagt, geht es hier um die Verbesserung der Ausdauerleistung und die Erhöhung der Kondition. Heißt: Wenn du deine Ausdauer trainierst, bist du nicht so schnell aus der Puste und du kannst über längere Zeiträume deine Leistung aufrechterhalten. Das Ausdauertraining lässt sich noch weiter in kleine Gruppen unterteilen, die Puls-abhängig sind. Auf die wichtigsten und für uns zum Thema Abnehmen relevantesten Unterarten werde ich eingehen, während die anderen zu vernachlässigen sind. Sehen wir uns aber zuerst einmal die Vorteile eines Cardiotrainings an: *Stärkung des Immunsystems:* mit moderatem Ausdauertraining, kannst du deine körpereigene Abwehr hochfahren. Dies ist allerdings nur durch adäquates Training zu erreichen, d. h., du solltest nicht ständig an deine Belastungsgrenze gehen. Das ist allerdings auch nicht Sinn und Zweck dieses Buches. *Veränderung des Hormonspiegels (positiv):* Sowohl die Hormone Insulin als auch Adrenalin werden hier beeinflusst. Der Insulineffekt durch das Training bewirkt eine andere Insulinempfindlichkeit. D. h., dass die Muskeln besser auf Insulin reagieren, wodurch sie Zucker, also Energie, aktiver verbrennen können und im Gegensatz dazu wird weniger Fett eingespeichert. Die Veränderung der Adrenalinausschüttung wirkt sich positiv auf die Herzfunktion und den Blutdruck aus. *Verbesserung des Herzkreislaufsystems:* Durch die Ausdauerleistung wird das Herz zu einer effektiveren Arbeitsweise angeregt und reagiert besser auf Belastungen. Hinzu kommt, dass das Blutgefäßsystem ebenfalls davon profitiert und Ablagerungen, wie zum Beispiel Arterienverkalkungen, vorbeugt. *Verbesserung des Fettstoffwechsels:* Hierbei wird die Bereitstellung von gespeichertem Fett verbessert, sodass es die Muskeln vermehrt verbrennen können. Außerdem hat es den Effekt, dass schlechtes Cholesterin abgebaut und gutes Cholesterin aufgebaut wird.

Insgesamt lässt sich sagen, dass Ausdauersport eine sehr positive und Risiko-reduzierende Wirkung für aktuelle "Wohlstandskrankheiten" darstellt und sogar die Aktivierung guter Gene beeinflusst. Außerdem lässt sich durch Cardiotrainingseinheiten nicht nur die Gesundheit verbessern, sondern auch das Fett reduzieren, weil ein solches Training sehr viele Kalorien verbrennt, vorausgesetzt, es wird über einen längeren Zeitraum am Stück abgehalten, d. h. 30 Minuten oder mehr. Hierbei gibt es zwei sehr günstige Trainingsbereiche, die du anhand deines Pulses feststellen kannst. Der erste Bereich liegt bei einer Pulsfrequenz zwischen 110 bis ca. 130 + und der zweite Pulsbereich geht von 140 bis 160. Im Bereich 1 wird vor allem Fett zur Energiegewinnung eingesetzt (70 %), während es im zweiten Bereich etwa 50 % beträgt (Lies dahin gehend bitte noch einmal den Mythos Nummer 3). Das tatsächlich relevante für diese Bereiche ist darin begründet, dass die Energiequellen aerob d. h., unter Sauerstoffverbrauch verbrannt werden. Um Fett in größerer Menge als Energiequelle zu verbrennen, muss Sauerstoff anwesend sein. Die Alternative – anaerobes Training – geschieht unter Sauerstoffmangel und verbrennt hauptsächlich Kohlenhydrate und produziert viele Abfallstoffe im Muskel, die sehr früh zur Ermüdung des Muskels führen können und somit zum Abbruch des Trainings. Dies ist eine Trainingsmethode, die Wettkampfsportler in ihr Training einbeziehen, um mehr Leistung erbringen zu können, da auch der Bereich der Ermüdung trainiert und hinausgezögert werden kann.

Krafttraining

Der Aufbau von Muskulatur kann ergänzend eingesetzt werden, um die Leistung zu steigern, zum Beispiel beim Schwimmen. Die Muskulatur ist aber auch für den Normalverbraucher ein wichtiger Faktor, um im Alltag und auch im Alter (Prävention) zurechtzukommen. Die Grundlage der Muskulatur ist auch die Ursache für den Verbrauch von Kalorien. Sprich mehr Muskeln gleich mehr Kalorienverbrauch. Die regelmäßige Belastung auf den Körper wirkt sich außerdem ebenfalls positiv auf das Hormonsystem aus und festigt die Struktur der Knochen (Osteoporose-Prävention).

Beim Krafttraining werden dabei drei unterschiedliche Fokussierungen unterschieden:

Maximalkraft: Ein Maximalkrafttraining hat das Ziel, die größte, mögliche Kraftwirkung, die du aufwenden kannst, zu erhöhen. Dabei wird mit sehr hohen Gewichten, wenig Wiederholungen, vielen Sätzen und langen Pausen trainiert. Wenige Wiederholungen bedeutet 1 bis 5 Wiederholungen in 1 bis 5 Sätzen zu 3 min bis 5 min Pause. Das Maximalkrafttraining ist erst dann sinnvoll, wenn genügend Muskulatur vorhanden ist, und nicht sonderlich relevant oder auch effektiv für die Fettverbrennung.

Hypertrophie/Muskelaufbautraining: Beim Muskelaufbautraining ist das primäre Ziel, die Muskelmasse zu erhöhen, dadurch steigt auch in einem gewissen Maße die Maximalkraft, es werden aber auch Muskeln gestärkt, die für den Alltag wichtig sind und dem regelmäßigen Muskelabbau im Alter entgegenwirken. Optimale Wiederholungszahl pro Satz liegt bei 8 bis 12 Wiederholungen. Wie viele Sätze gemacht werden sollen, ist nicht wissenschaftlich genau bewiesen. Es eignen sich 2 bis 8 Sätze pro Muskelgruppe, wobei kleine Muskeln weniger und große Muskeln mehr Sätze benötigen, um einen optimalen Trainingsreiz zu setzen. Zwischen den Sätzen sollten 1 bis 2 Minuten Pause gemacht werden. Das Hypertrophietraining eignet sich dahin gehend zur Fettverbrennung, dass es neue Muskulatur aufbaut, die schließlich den Grundumsatz erhöht und auch bei Leistung mehr Kalorien verbraucht, was es einfacher macht, ein Kaloriendefizit zu erreichen. Zudem stabilisiert es zusätzlich die Gelenke, die zum Beispiel beim Laufen oder Radfahren etc. beansprucht werden und anfällig für Verletzungen sind.

Kraftausdauertraining: Das Kraftausdauertraining soll die Ermüdung des Muskels herauszögern bzw. für längere Leistungsperioden arbeitsfähig halten. Heißt zu Deutsch: Die Muskulatur wird darauf trainiert, nicht so schnell zu ermüden. Dafür sollte mit möglichst vielen Wiederholungen und kurzen Pausenzeiten trainiert werden. Die Sätze sollten zwischen 1 und 6 Sätzen liegen und das Gewicht so gewählt werden, dass man alle Wiederholungen mit ein wenig Anstrengung hinbekommt. Bei Frauen wird der Ausdauerbereich im Muskel ab 15 Wiederholungen und mehr angesprochen. Die Männer sollten mindestens 18 Wiederholungen anpeilen. Auch das Kraftausdauertraining eignet sich moderat zum Fettabbau. Da hier die Belastungsphasen länger anhalten, ergibt sich ein ähnlicher Effekt wie im Cardiotraining, wobei bei diesem die Belastung über einen noch längeren Zeitraum bestehen bleibt, was die Menge an verbrannten Kalorien steigert.

Eine Besonderheit im Krafttraining stellt das HIIT dar (High intensity interval training/ hochintensives Intervall-Training). Das HIIT ist eine Schnittstelle zwischen Ausdauertraining und Muskelaufbautraining und eignet sich hervorragend zum Fettverbrennen. Dabei dauert das HIIT nur 20 bis 30 Minuten, hat es allerdings auch in sich ... es wird in Intervallen trainiert, die 4 bis 8 Übungen umfassen sollten. Diese Übung wir 15 bis 60 Sekunden ausgeführt und anschließend 10 bis 30 Sekunden pausiert, um gleich die nächste Übung anzuhängen. Nach allen Übungen, also nach einem Intervall, kann man das Training beenden oder eine kleine Pause einschieben und anschließend das gesamte Intervall noch ein paar Mal machen mit jeweils einer längeren Pause zwischen den Intervallen von 1 bis 2 Minuten. Ein oft angewandtes Model entspricht 20 Sekunden voller Belastung, heißt so viele Wiederholungen wie möglich, und 10 Sekunden Pause. Dann die nächste Übung mit derselben Zeiteinteilung. Nach allen Übungen (bei 8 Übungen sind es 4 Minuten) wird eine Minute Pause gemacht. Anschließend wiederholt man das Intervall usw. Das HIIT eignet sich hervorragend, um das Muskelwachstum anzuregen; es verbessert die Ausdauerleistung und regt den Fettstoffwechsel an, während noch einige Effekte des Ausdauertrainings hinzukommen, wie beispielsweise die Verbesserung des Herzkreislaufsystems. Diese Art des Trainings ist effektiv und verbrennt massig Kalorien. Es ist allerdings auch eine hohe Belastung für den Körper und erfordert längere Regenerationszeiten, d. h., du solltest nicht jeden Tag ein HII-Training durchführen, sondern ein oder zwei Tage Pause machen.

Nun hast du einen Überblick, welche Trainingsarten es gibt und wie du sie trainieren kannst. In einem nachfolgenden Kapitel zeige ich auf, welche Trainingsarten sich am besten zum Abnehmen eignen und welche nicht. Zuvor aber noch ein wichtiges Anliegen zur Ausführung der Übungen bzw. des Trainings.

Richtige Ausführung – Das A und O

Zu wissen, wie man welche Trainingsart ausführt, wie viele Wiederholungen und wie lange Pausen usw. zu machen sind, ist das eine wichtige Werkzeug für eine effektive Trainingsgestaltung, bei der sich auch schnell Erfolge feststellen lassen. Das Andere "A und O" ist dazu noch die korrekte Form, sprich Ausführung der Trainingsübung. Hinter einer Übung steckt oft mehr, als es von außen zu erwarten oder auch zu sehen ist. Bestimmte Muskelgruppen müssen angespannt werden, um stabilisierend zu wirken. Gelenke müssen in der richtigen Position sein, um eine Muskelgruppe, die trainiert werden soll, auch anzusprechen usw. Du merkst, oft ist es gar nicht so einfach. Zum Beispiel der Liegestütz. Je nach Handposition, enger oder weiter, trainierst du unterschiedliche Schwerpunkte in den Armen, der Brust oder dem Rücken. Dazu kommt, dass bei falscher Ausführung, wenn der Hintern durchhängt oder die Arme nicht richtig gebeugt werden, Gelenkschmerzen, Fehlhaltungen und anderes ausgelöst werden können. Allgemein lässt sich sagen, dass die Verletzungsanfälligkeit steigt und die Effektivität der Übung, die dann den Muskel, den du trainieren willst, nicht optimal ausreizt, sinkt. Bei einer Verletzung musst du mindestens eine Woche Pause machen und dich auskurieren, bevor du wieder anfängst, anständig zu trainieren. In der Zeit verpufft deine Motivation und/oder es gehen Fortschritte verloren. Und natürlich fehlt dann der Sport in dieser Pause, der dich deinem Ziel abzunehmen näherbringt. Achte also unbedingt auf die richtige Form der Ausführung und dein Körper wird es dir mit mehr Erfolg und positiven gesundheitlichen Vorteilen danken.

Um sicherzugehen, dass deine Form bzw. deine Ausführung richtig sind, solltest du in einem Fitnessstudio immer einen Trainer zurate ziehen, der sich einmal bitte deine Ausführung anschaut und feststellen soll, ob du Verbesserungen dabei vornehmen kannst. Wenn du jetzt viel Laufen gehst, ist es sinnvoll, bei dem Laufschuhgeschäft deines Vertrauens eine Laufanalyse machen zu lassen. Dies bietet jede professionelle Stelle an, in der du Laufequipment und vor allem Schuhe kaufen kannst, sei es ein Schuhladen oder ein Sportgeschäft mit mehreren Abteilungen. Wenn du jetzt daheim anfängst zu trainieren, kennst du vielleicht jemanden aus deinem Umfeld, der sich mit diesen Übungen auskennt und einen Blick auf dich werfen kann. Wenn das keine Option ist, bleibt noch die Autovideoanalyse. Heißt: Du filmst dich selbst. Auf YouTube gibt es mittlerweile sehr viele Videos von Fitnessgurus, welche die richtige Technik vormachen. Anhand deines Materials (deines eigenen Videos) kannst du schließlich an dir arbeiten und dich verbessern. Es ist sinnvoll, bei

Gelegenheit wieder ein Video von dir zu machen, egal, ob daheim, im Fitnessstudio oder bei einer anderen Aktivität. Filme dich selbst und analysiere deine Technik. Mit der Zeit wirst du auch ein sehr gutes Körpergefühl entwickeln und es fällt dir leichter, Übungsabläufe umzusetzen und die richtige Haltung einzunehmen bzw. zu korrigieren. Dein Körper wird es dir sagen können, wenn du auch auf ihn hörst.

Welche der Trainingsarten eignen sich am besten zum Abnehmen?

Die Frage, die dich wahrscheinlich beschäftigt, ist: schön und gut, jetzt weiß ich, was es alles für Trainingsarten gibt, aber ich habe den Überblick verloren. Was hilft mir denn jetzt beim Abnehmen? Das ist eine berechtigte Frage. Grundsätzlich lässt sich sagen, jede Sportart und Trainingsart sind dazu geeignet abzunehmen, da du insgesamt mehr Kalorien verbrauchst und somit bei gleichbleibender Ernährung überschüssige Kalorien, die sich in dir eingenistet haben, verbrennst. Jetzt gibt es aber Unterschiede in den Trainingsarten, denn Sport ist nicht gleich Sport. Je nach Sportart, die in unterschiedlichen Trainingsarten aufzufinden sind, verbrennst du mehr oder weniger Kalorien. Ausschlaggebend dafür sind zwei Komponenten: Zum einen die beanspruchte Muskulatur. Wie viele Muskeln werden beim Training belastet und wie groß sind diese Muskeln? Denn umso größer ein Muskel, desto mehr Energie wird benötigt und somit verbraucht. Dabei geht es zum einen darum, wie gut der Muskel trainiert ist, weil er dann "größer" ist und mehr Energie braucht. Zum anderen gibt es auch – anatomisch gesehen – verschieden große Muskeln. Somit ist einleuchtend, dass der Bizeps (der obere Muskel zwischen Schulter und Ellenbogen) kleiner ist als der Quadrizeps (der Oberschenkel-Muskel). Werden also in deinem Training viele (anatomisch) große Muskeln beansprucht, verbrennst du mehr Kalorien. Zum Zweiten kommt hinzu, welcher Muskelfasertyp arbeiten muss. Grob gesagt sind deine Muskeln aus verschiedenen Fasern aufgebaut. Dabei gibt es (vereinfacht) Typ 1 und Typ 2. Der Typ 1 ist auf Ausdauerleistung ausgelegt und entspricht einem schlanken Erscheinungsbild. Ein extremes Beispiel ist der Marathonläufer, der sehr zäh und dünn aussieht. Das sind die schlanken Typ-1-Muskelfasern, die sehr viele Mitochondrien innehaben, welche die ganze Energie erzeugen bzw. die Kalorien verwerten. Dem gegenüber steht der Typ 2, der "muskulöse Typ". Das wäre der Sprinter oder auch Bodybuilder. Dieser Typ besitzt extreme Kraft, aber er kann sie nicht über sehr lange Zeiträume aufrechterhalten. Dieser Muskelfasertyp ist also für kurze Belastungsphasen ausgelegt und besitzt weniger Mitochondrien. In der Realität gibt es auch noch Mischformen und es werden in der Regel auch immer beide Muskelfasertypen angesprochen, allerdings zu anderen Anteilen. Beim Langstreckenlauf zum Beispiel die Typ 1 Fasern und beim Sprint vor allem die Typ 2 Fasern. Somit ist es entscheidend, wie sehr und wie lange du deine Muskulatur belastest. Bei kurzen, heftigen Trainingsintervallen beanspruchst du vorrangig Typ 2, bei langen, eher gemäßigten Intervallen, wie beispielsweise dem Joggen, beanspruchst du Typ 1. Das heißt jedoch nicht, dass du deine Typ-2-Muskulatur optimal trainierst, wenn du kurz den Berg nebenan hoch sprintest, denn um die Typ-2-Muskelfasern zu trainieren, gibt es das Muskelaufbautraining, dass du bereits kennengelernt hast; für Typ 1 hingegen solltest du Ausdauersport betreiben. Konkret bedeutet das: Wenn du eine Sportart länger als eine halbe Stunde am Stück betreibst, trainierst du die Muskelfasern des Typs 1, bei unter 30 Minuten die des Typs 2.

Wenn du also laufen oder schwimmen gehst, betreibst du Ausdauersport, wenn du beispielsweise an einem Work-out im Fitnesscenter teilnimmst, belastest du die einzelnen Muskelgruppen – je nach Art des Work-outs – kürzer als 30 Minuten und betreibst somit Muskelaufbautraining.

Erinnern wir uns kurz, warum wir hier sind: Du möchtest einen schöneren Bauch. Um das Ziel zu erreichen, musst du Kalorien verbrennen – du hast bereits gelernt, dass Abnehmen nicht unbedingt notwendig ist, sofern du nicht an Übergewicht leidest, sondern nur an einer ungünstigen Verteilung deiner Fettreserven leidest. Um also einen möglichst hohen Kalorienumsatz zu erhalten, brauchst du die Sportart, bei der du langfristig mehr Kalorien umsetzt: Kraftsport.

Zwar verbrennst du kurzfristig gesehen mehr Kalorien, während du Cardiotraining betreibst, allerdings erhältst du dadurch keine nennenswert größere Muskelmasse, die mehr Kalorien pro Stunde umsetzt. Daher setzen wir in deinem Fall auf Kraft- und Muskelaufbautraining. Außerdem formt sich dadurch dein Körper besser, als er es bei Ausdauersport tut. Die erwähnten Typ-1-Muskelfasern des drahtigen Dauerläufers haben, wie jeder sehen kann, weniger Masse als die Muskulatur eines Bodybuilders; mehr Muskelmasse bedeutet automatisch mehr Kalorienumsatz. Du brauchst also Typ-2-Muskelfasern, da diese mehr Volumen haben. Wir setzen als auf HIIT und Kraftsport, damit dein Körper möglichst schnell beginnt, die unerwünschte Masse am Bauch abzubauen.

Damit das Muskeltraining funktioniert, ist es wichtig, dass du alle Muskelgruppen beanspruchst. Trainierst du nur die Bauchmuskulatur, wirst du Rückenbeschwerden bekommen, denn – wie du weißt – ist die Bauchmuskulatur der Gegenspieler zur unteren Rückenmuskulatur. Aber auch die großen und damit mehr verbrauchenden Muskelgruppen der Beine und des Schulter-Nacken-Bereichs solltest du in dein Training einbinden. So kannst du einerseits mehrfach wöchentlich trainieren, da du dich an einem Tag einer Gruppe widmen kannst, die sich dann ausruht, wenn du die am nächsten Tag eine andere Muskelgruppe trainierst, und du vermeidest ein Ungleichgewicht in deinem Trainingsplan, was sowohl deiner Körperhaltung als auch deiner äußeren Form zuträglich ist.

Eine effiziente Art des Muskelaufbautrainings und der schnellen Kalorienverbrennung ist das HIIT. Im HIIT-Work-out haben wir viele Komponenten, die aufeinandertreffen und variabel sind. So ist es zum Beispiel ausschlaggebend, welche Übungen gemacht werden, und demnach auch, welche Muskeln beansprucht werden. Da in einem "hochintensiven Intervall" trainiert wird, also weniger als 30 Minuten, werden die Typ-2-Muskelfasern angesprochen. Ein HIIT-Intervall dauert höchstens 2 Minuten, sodass die Ausdauermuskulatur, die erst nach 30 Minuten trainiert wird, keinen oder kaum Kalorienumsatz macht.

Somit stellen wir fest: Wenn du vorerst abnehmen möchtest, solltest du auf Cardiotraining setzen, da du hierbei weniger Muskelmasse aufbaust, aber gut und im Vergleich zum Krafttraining schneller Kalorien verbrennst. Wichtig dabei ist jedoch, dass du auch auf deine Ernährung achtest und täglich mehr Kalorien verbrennst als aufnimmst, solltest du abnehmen wollen. Hast du hingegen lediglich den Wunsch, deinen Körper schöner zu formen, eignen sich Krafttraining und HIIT besser, da du hierdurch deinen Körper formst. Hierbei ist jedoch wichtig, dass du deine Ernährung so umstellst, dass du ausreichend Proteine und andere Nährstoffe zu dir nimmst, damit deine Typ-2-Muskulatur auch genug Nahrung hat, um sich aufzubauen und zu formen.

Das Fazit zum Thema "welche Trainingsart zum Abnehmen" lautet also folgendermaßen: Durch Cardiotraining und HIIT kannst du effektiv Fett verbrennen und Körpergewicht verlieren. In einem Krafttraining baust du vor allem Muskulatur auf, womit du mehr Kalorien verbrennst und somit auch Fett abbaust, allerdings auch Masse in Form von Muskeln aufbaust und somit ein höheres Gewicht haben wirst als bei reinem Cardiotraining.

WIE KANN ICH AM BESTEN MIT SPORT STARTEN?

Jetzt hast du bereits einiges über die Grundlagen gehört und denkst dir vielleicht "Ich wusste gar nicht, wie kompliziert es sein kann, Sport zu machen." An sich kann man aus Sport eine Wissenschaft machen, das ist richtig. Schließlich kann man das Fach auch studieren. Es ist aber wie im Garten: Was in Büchern steht zum Anbau von deinem Gemüse oder deinen Blumen, ist das eine, wie du es in deinem Garten umsetzt, ist das andere. Entscheidend ist letzten Endes, ob und dass es in der Praxis funktioniert. Daher heißt es: Anfangen und ausprobieren!

Fitnessstudio vs. zu Hause

Also anzufangen, heißt die Devise! Nur wie, wo und was für Übungen? Die erste Idee: Fitnessstudio. Also Sachen gepackt und ab ins Gym bzw. erst einmal Informationen sammeln und Preise einholen. Da gibt es ein Gym mit Aufsicht, aber ohne Trainer, ein 24-h-Gym, ein Gym, das ganz gut klingt mit Trainer und geregelten Öffnungszeiten am Wochenende und an Feiertagen und dann noch eins mit Sauna, Schwimmbad und Massage. Gerätetechnisch haben die meisten Fitnessstudios die gleiche Ausstattung, lediglich im Alter können sie sich unterscheiden. Also geht es um Zusätze wie Trainer und/oder

Saunabereiche. Der Unterschied ist der Preis. Wie viel möchtest du also für ein Fitnessstudio ausgeben? Wie oft nutzt du Sauna- und Wellnessbereiche? Sinnvoll für ein gesundheitsbewusstes Training ist in erster Linie ein Trainer, der mit dir einen Trainingsplan erstellen kann und immer mal wieder Zeit hat, deine Technik zu beurteilen. Sauna und Schwimmbad sind ein Bonus, den du dir leisten kannst oder auch nicht. Bei einem Schwimmbad mit einer moderaten Größe ist es auch möglich, Schwimmeinheiten in dein Training einzubeziehen. Nun aber angenommen, du findest ein Fitnessstudio, das dir zusagt und einen Trainer für dich bereithält. Besser kannst du es nicht treffen. Ein Trainer ist für den Anfang und Sport-Unerfahrene immer ein riesiger Vorteil. Zum einen stellt er dir einen guten Trainingsplan zusammen, der auf deine Ziele abgestimmt ist: Abzunehmen und Fett zu verlieren. Zum anderen begutachtet er deine Technik, gibt dir Unterweisungen an den Geräten und achtet darauf, dass deine richtige Ausführung deinen Erfolg garantiert. Was dein Vorteil im Fitnessstudio ist, ist, dass es wetterunabhängig ist. Egal, ob Cardiotraining auf dem Laufband oder Krafttraining, du hast ein Dach über dem Kopf und kannst eigentlich immer trainieren, wenn du Lust hast. Zum Thema trainieren hast du alle Geräte, die du brauchst, und das ganze Equipment, was deinen

Körper formt und dich abnehmen lässt. Außerdem hast du um dich herum viele andere motivierte Sportler oder auch Sportler, die du dir zum Vorbild nehmen kannst und die dich somit motivieren und deinen Ehrgeiz anheizen. Das darfst du nicht unterschätzen. Bei Fragen kannst du auch immer jemanden zurate ziehen, der neben dir trainiert, und womöglich entstehen neue Freundschaften und du erweiterst deinen Bekanntenkreis. Wenn das Fitnessstudio auf dem Weg nach Hause liegt, hast du auch hier ein optimales Ritual nach der Arbeit, das sich leicht in den Alltag integrieren lässt. Zack – nach der Arbeit ins Gym, dort frisch duschen und du kommst erholt zu Hause an und hast Feierabend. Den Stress in der Arbeit konntest du bereits wegtrainieren und geduscht bist du auch. Wäre das also was für dich?

Die Idee Nummer zwei und eigentlich die naheliegendere Variante ist: Du fängst direkt daheim jetzt hier in deinem Zimmer an! Was ist der Vorteil davon? Du kannst immer trainieren, wann du Zeit und Lust hast, ohne erst irgendwohin fahren zu müssen. Natürlich steht auch der finanzielle Aspekt im Raum, der daheim wesentlich günstiger ausfällt als in einem eventuell teuren Fitnessstudio. Daheim kannst du auch draußen trainieren. Gerade, wenn das Wetter schön ist, ist es doch perfekt, draußen ein bisschen Sonne zu tanken und noch Sport zu machen, sei es eine Runde zu laufen,

Fahrrad zu fahren oder ein Work-out auf einer Stelle. Somit kannst du auch deine Mitgliedskarte oder ein Handtuch nicht vergessen, du bist ja daheim und hast alles da, auch deinen Wasserhahn, wenn du am Verdursten bist. Nun, ich denke, auch das Training daheim hat seine ansprechenden Vorteile, die dich überzeugen können.

Letzten Endes ist es deine Entscheidung, in welcher Örtlichkeit du dich wohler fühlst und auch den besten "Drive" hast, also, wo du regelmäßiger hingehst, wo du lieber hingehst und somit auch die besten Resultate erreichst. Bevor ich dich aber jetzt auf deine Wohnung oder das nächstgelegene Fitnessstudio loslasse, sollst du dir noch die Argumente anhören und durch den Kopf gehen lassen, die gegen ein Gym bzw. ein Training daheim sprechen, sodass du deine Entscheidung mit allen Pros und Kontras fällen kannst.

Ganz klar, der erste Aspekt in Sachen Fitnessstudio ist die vertragliche und finanzielle Bindung. Heißt: Du zahlst für einen bestimmten Zeitraum jeden Monat den Mitgliedsbeitrag, ob du nun das Studio besuchst oder nicht. (Was natürlich auch motivieren kann, dass du hingehst, weil du es auch bezahlst). Bei dir zu Hause fallen weniger Kosten an. Wenn du im Fitnessstudio zu Stoßzeiten auftriffst, kann es sein, dass die Geräte, die du nutzen möchtest und sollst, besetzt sind, da auch andere

Menschen hier trainieren. Da, wo andere Menschen sind, ist auch die Ansteckungsgefahr mit Viren oder Ähnlichem größer als in den eigenen vier Wänden, auch wenn in Fitnessstudios geregelte Hygienekonzepte gelten. Des Weiteren bist du von den Öffnungszeiten abhängig und musst auch den Anfahrts- und Heimweg einberechnen. Soweit zum Gym und was dagegenspricht.

Wie sieht es daheim aus? Was sind hier die Nachteile? Zu aller Anfang musst du erst einmal einen Trainingsplan erstellen und schauen, dass deine Technik stimmt. Dir steht hier kein Trainer zur Verfügung, der dir ein effektives Trainingskonzept ausarbeitet und auf deine Ausführung achtet. Schließlich ist es auch die Frage, wie motiviert du bist, daheim Zeit und Lust für ein Training zu finden und es nicht immer auf morgen oder später zu verschieben. Einmal im Gym angekommen und du trainierst dort. Die Hemmschwelle und Ablenkungen sind zu Hause deutlich größer. Des Weiteren triffst du im Fitnessstudio auf Gleichgesinnte und andere Menschen, die motivierend wirken können und die eine Gemeinschaft bilden. Daheim wirst du keine neuen Kontakte knüpfen können. Um auf das Training zurückzukommen: Daheim stehen dir auch nicht alle Geräte und das Equipment zur Verfügung, das dein Training unterstützen und verbessern kann. Außerdem bist du wetterabhängig, gerade in

Bezug auf Cardioeinheiten. Im Winter oder bei Regen eine Runde laufen zu gehen, ist nicht jedermanns Sache. Bequemer ist es da, unter dem Dach im Fitnessstudio, sofern du dir kein eigenes Fitnessgerät anschaffen möchtest.

Fitness-Apps – Fluch oder Segen?

Vielleicht hast du bereits im Fernsehen oder durch andere Werbekampagnen von Fitness-Apps gehört, die damit werben, ein simples und effektives Workout für dich daheim bereitzuhalten. Grundsätzlich ist das Konzept dieser Apps damit verbunden, dir Übungen an die Hand zu geben, die du bequem und meist auch ohne Zusatzmaterial, wie Hantel, Klettergerüste oder Ähnliches, ausführen kannst. Fortschrittliche Apps, die oftmals auch einen kleinen Beitrag verlangen, bieten dabei ein umfassendes Trainingsangebot an, das auf dich zugeschnitten ist und laufend verbessert wird. Durch eine künstliche Intelligenz, also aufwendige Computeralgorithmen, wird dein Feedback, dass du nach einem Training abgeben kannst, berücksichtigt und ausgewertet, sodass sich die App mit der Schwierigkeit und der Auswahl der Übungen deinem Leistungsstand anpasst. Du kannst auch in den meisten Fällen deine Trainingsziele eingeben, bei welchen dich die App unterstützen soll, wie etwa *Abnehmen, Muskelaufbau* oder

Gewicht halten. Durch diese "Programmierung" und dein regelmäßiges Feedback steigert die App die Ansprüche an dich, sodass du dich laufend verbessern kannst. Viele dieser Apps (die hochwertigen) geben dir auch Videos an die Hand, in der die korrekte Ausführung präsentiert wird und gezeigt wird, worauf es in dieser Übung ankommt und was zu beachten ist. Ein Plus, das viele Apps, wie zum Beispiel Freeletics, liefern, ist ein Motivationscoach, der dich anspornt, und ein Ernährungszusatz, der dir deinen optimalen Ernährungsplan zusammenstellt und deine Kalorien und Makronährstoffe automatisch mitzählt, sodass du immer sehen kannst, wie gesund du dich ernährst. Bei viel gekauften Apps gibt es auch Communitys, die sich regelmäßig zum Training an öffentlichen Plätzen verabreden und sich gegenseitig motivieren, was auch ein Hauptaugenmerk der Freeletics App ist, die eine der ersten auf dem Markt war und somit am fortschrittlichsten ist.

Gerade, wenn du dich dafür entschieden hast, lieber daheim als im Fitnessstudio zu trainieren, liefert eine solche Fitness-App die fehlenden Ergänzungen. Du bekommst einen Trainingsplan, der ständig angepasst wird. Du hast einen Trainer, der dir zeigt, wie die Übung auszuführen ist, und du kannst einer Community beitreten und Leute kennenlernen, die dich motivieren und die vielleicht bald zu deinen neuen Freunden zählen. Alle diese Vorteile sicherst du dir am besten über Apps, die auch einen kleinen Beitrag verlangen, der oft bei ca. 10 € liegt. Billige Apps verfügen in der Regel nicht über einen Trainer (ein Online-Coach) oder über ein KI-System, das sich ständig deinem Fortschritt anpasst. Der Nachteil von Fitness-Apps liegt also darin, dass du dir bei der Qualität nur dann sicher sein kannst, wenn du auch einen kleinen Beitrag entrichtest und somit wieder Kosten anfallen, die aber geringer sind als ein Fitnessstudiobeitrag. Viele der Apps trainieren mit dir auch dauerhaft mit einem HIIT-Programm, das viel Überwindung kosten kann und somit viel Willenskraft erfordert, jedes Mal das Training anzugehen und durchzuziehen. Außerdem bleibt nach wie vor das Problem bestehen, dass du die Übungen trotz Erklärvideos und Anleitung auch richtig umsetzt, denn du hast nach wie vor keinen Trainer, der neben dir steht und dich bei Anlass verbessern kann.

Im Endeffekt ist diese App für dich dann sinnvoll, wenn du daheim trainieren möchtest und einen effektiven Trainingsplan benötigst. Es bleibt die Herausforderung, eine Übung korrekt auszuführen, doch mit der Autoanalysemethode oder einem Freund aus der neu gefundenen Community zum Beispiel kann auch dieses Manko beseitigt werden. Wenn du dich also für eine Fitness-App begeistern kannst, empfehle ich dir, ein wenig Geld in eine anständige App zu investieren, wodurch du mehr Spaß haben und mehr Resultate erzielen wirst.

Allein oder in Gruppen trainieren - was ist besser?

Nachdem du dir jetzt einen Plan zurechtgelegt hast und eine Idee, wo du lieber trainierst, stellt sich noch eine Frage: Willst du allein dein Ding durchziehen oder willst du es mit einer Gruppe durchziehen? Ist eine der beiden Trainingsarten besser für dich oder ist es deine Entscheidung, was dir mehr Spaß macht, weil beide Möglichkeiten ihre Vor- und Nachteile haben?

Fangen wir mit dem **Gruppentraining** an. Was spricht für das Training in einer Gruppe? Klar! Zuallererst die Motivation. In einer Gruppe ist es leichter, sich zu einem Training aufzuraffen, auch wenn du gerade keine Lust dazu hast. Die anderen Gruppenmitglieder können dich motivieren und an dein Pflichtgefühl appellieren, dass du die Gruppe nicht im Stich lassen darfst. Die Motivation kann aber auch noch auf einer anderen Ebene stattfinden, und zwar beim Training selbst. In einer Gruppe gibt es oft einen, der dein Konkurrenzdenken ein wenig kitzelt, was dich zu mehr Engagement und Leistung anspornt, damit du zeigen kannst, was in dir steckt und sogar eine Anerkennung von den anderen erhältst, was dich zusätzlich motivieren kann. Wer freut sich nicht über Lob und Anerkennung? Auch, wenn du Hilfe in der Ausführung einer Übung oder Feedback für die richtige Form brauchst, findest du in einer Gruppe einen Ansprechpartner, der deine Ausführung überwacht und dafür sorgt, dass du dir nichts kaputtmachst. Und nicht nur dabei können dir die Gruppenmitglieder helfen. In einem regelmäßigen Austausch kannst du wertvolle Tipps bekommen zum Thema Sport, Ernährung oder Privatleben, je nachdem, wie dicke ihr miteinander seid, denn auch das ist ein Bonus der Gruppe: Du bist in einem Team und spürst das Gemeinschaftsgefühl und erweiterst deinen Bekanntenkreis.

Schwierig kann es hingegen in einer Gruppe werden, wenn deine Kameraden oder du auf einem ganz anderen Niveau trainieren und eventuell einen anderen Fokus haben. Wenn sie Muskeln aufbauen wollen, aber du Fett verlieren willst. Oder sie schaffen Klimmzüge und du nicht. Welche Übung machst du dann? Und du musst dich nach dem Tempo der Gruppe richten, dass dir zu schnell oder zu langsam sein kann. Eventuell sind auch die Tipps und Hilfestellungen, die du bekommst, nicht richtig und du eignest dir eine falsche Technik an und bist noch davon überzeugt, dass es richtig ist.

Dies waren die Vor- und Nachteile des Gruppentrainings, bei dem das Gruppentraining auf jeden Fall eine schöne Sache ist, insofern du mit Gleichgesinnten trainierst und auf demselben Level bist. Beim **Training allein** sieht das schon ganz anders aus. Hierbei kannst du nämlich dein Training in deinem Trainingstempo und nach deinem Niveau abhalten und musst dich auch bei den Trainingszeiten nicht an der Gruppe orientieren, sondern bleibst in der Trainingsdurchführung und Gestaltung flexibel. Sprich: Du legst auch deinen Fokus selbst fest, wie zum Beispiel abnehmen, und musst dich nicht nach den Wünschen und Zielen der anderen richten. Es lässt sich auch sagen, dass eine Gruppengemeinschaft viel Spaß und Motivation mit sich bringen kann, aber damit einher geht auch oftmals die Ablenkung. Sei es durch Gespräche oder auch Konkurrenz.

Nun spricht aber auch nicht alles für das Einzeltraining. Denn Einzeltraining erfordert auch sehr viel Eigenmotivation und Disziplin, die dir an schlechten Tagen auch mal die Gruppe liefern kann, und du deshalb nicht faul vor dem Fernseher endest. Dazu gehört auch, dass ein Eigenlob lange nicht so gut motiviert wie die Anerkennung durch Trainingspartner.

Du siehst: In beiden Punkten gibt es Vor- und Nachteile. Am besten ist es, du probierst beides aus und guckst selbst, welche Trainingsart dir besser gefällt. Oder du trainierst nur einmal die Woche in einer Gruppe und sonst allein. Finde die richtige Art zu trainieren für dich heraus und lass dich noch mehr davon motivieren. Vielleicht spricht dich schon etwas an?

MEIN GRÖẞTER GEGNER

An diesem Punkt hast du das Wissen zu allen Werkzeugen erreicht, um erfolgreich abnehmen zu können. Das Einzige, das nun noch fehlt, ist die Umsetzung und dabei gibt es nur noch eine Person, die dir dazwischenkommen kann: DU! Du allein! Es liegt nun an dir, was du mit dem Wissen anfängst und wie du es durchziehst. Nachdem ich selbst genau weiß, wie schwer das manchmal sein kann, über sich hinauszuwachsen, eiserne Disziplin aufzubauen und deinen inneren Widerstand mit Willenskraft zu überwinden, gebe ich dir dazu noch ein Kapitel an die Hand ...

Inneren Schweinehund besiegen

Dein innerer Schweinehund wird es sein, der auf der Schwelle zu deinem Luftschloss liegt, in der dein neues, schlankes Ich wohnt. An ihm musst du vorbei, immer und immer wieder. Das kostet Willenskraft, die du anfangs noch leicht mit Optimismus und Motivation bezwingen kannst.

Aber wie sieht es auf einer Durststrecke aus? Dann zählt nur noch eiserne Disziplin und die kannst du leichter einhalten, wenn du bereits eine Gewohnheit etabliert hast – wenn es für dich "normal" geworden ist, Sport zu machen und gesund zu essen. Mein erster Tipp daher: Nutze deine Anfangsmotivation, um eine Gewohnheit zu etablieren. Was sollst du tun? Was heißt das konkret? Das bedeutet: Verwende deine Motivation, die du jetzt am Anfang hast, darauf, dass du dir zwei konkrete Tage in der Woche heraussuchst, an denen du einen Termin mit dir selbst hast. Einen Termin zum Sport, einen Termin mit der Küche und einen Termin mit deinem inneren Schweinehund. An diesen zwei Wochentagen machst du also Sport und ernährst dich gesund. Nimm dazu immer die gleichen Wochentage. Wenn du nach ein paar Wochen merkst, dass es dir leichter fällt, an den beiden Tagen deinen Sport und deine Küche durchzuziehen, dann nimm noch einen Tag dazu usw., bis du irgendwann alle sieben Tage deinen neuen Lifestyle lebst. Es ist nämlich wichtig, dass du nicht von heute auf morgen deinen kompletten Lebensstil änderst. Das gelingt den wenigsten und ist mit einer sehr hohen Rückfallquote versehen. Also ändere deine Gewohnheiten Stück für Stück und durchbreche deine alten Muster mit dieser Methode. Tag um Tag, Woche um Woche, dich an deinen neuen Lebensumstand zu gewöhnen. Dann funktioniert es bestimmt, wenn du deine Termine mit dir auch einhältst. Fang mit Freitag und Sonntag an. Mach an beiden Tagen Sport und ernähre dich gesund. Am Wochenende hast du dafür eventuell mehr Zeit. Welcher Wochentag aber am besten für dich zum Starten ist, weißt nur du allein am besten.

Warum ein (guter) Trainingsplan so wichtig ist

Zum Schluss will ich dir noch einen Trainingsplan mitgeben, der dir beim Einstieg helfen soll. Dabei ist es wichtig, dass du dein Training regelmäßig absolvierst. Nur mit einem regelmäßigen Training passt sich der Körper auch an die neue Belastung und Situation an. Versuche also, zweimal die Woche (an deinen beiden Terminen) zum Training zu gehen und das jede Woche ab sofort. Dein Körper wird sich daran anpassen, indem er Muskeln aufbaut und Fett verbrennt. Dabei ist es wichtig, es kontinuierlich weiterzumachen. Wenn du mehrere Wochen pausierst, verlierst du deine Fortschritte, die du bisher gemacht hast. Wenn du hingegen regelmäßig trainierst, passt sich dein Körper immer mehr an und du siehst deine Fortschritte in Form von mehr Muskeln und weniger Fett. Also ran an den Speck!

Außerdem ist neben der Regelmäßigkeit der Aufbau des Trainingsplans sehr wichtig. Dabei muss beachtet werden, wie er aufgebaut ist. Wie intensiv einzelne Muskelgruppen und welche Muskeln trainiert werden. Im Fall eines schlechten Trainingsplans sinkt die Effizienz des Trainings, was schade ist, da du schon trainierst und die Zeit dann nicht effektiv nutzt. Also bekommst du einen guten Trainingsplan. Andernfalls kann es nämlich auch noch sein, dass eine Muskelgruppe oder der Körper selbst zu stark belastet wird, was Verletzungen verursachen kann und/oder die Regeneration erschwert. Du siehst: Sport ist Mord! Nein, Spaß. Sport ist sehr wichtig und macht unheimlich viel Spaß. Also bleib am Ball und zieh dein Ding durch!

Beispiel Trainingsplan für zu Hause zum Abnehmen

Ich gebe dir hier einen Ganzkörpertrainingsplan an die Hand, mit dem du deine Grundmuskulatur erhöhst. Dabei ist ausschlaggebend, dass du dich selbst mit einfachen Methoden steigern kannst. Bei Liegestützen ist es zum Beispiel so, dass, umso höher die Arme sind, desto leichter wird die Übung. Zum Beispiel Liegestütze an der Wand. Desto höher hingegen die Beine werden, desto schwerer wird die Übung. Zum Beispiel, wenn die Beine auf einem Stuhl stehen hast und die Hände am Boden sind. Du kannst auch die Intensität steigern, indem du Haltezeiten einbaust, wie beispielsweise bei einer Kniebeuge am tiefsten Punkt. Aber schau dir selbst den Plan an und ändere ihn dir ab, wenn er zu leicht wird.

Wichtig: Es handelt sich hierbei lediglich um einen „Grundstein" für einen Trainingsplan (wenn man nur mit eigenem Körpergewicht trainieren möchte), wie er für Einsteiger aussehen könnte. Man kann noch beliebig viele Änderungen vornehmen. Z. B. die Intensität in Form schwererer Übungen oder mehr Sätzen/Wiederholungen oder füge einfach weitere Übungen hinzu. Eine weitere Möglichkeit wäre, eine Trainingseinheit auf 3 Muskelgruppen zu reduzieren, anstatt auf den ganzen Körper auszulegen. Für Einsteiger empfehlen wir, 3- bis 4-mal pro Woche zu trainieren.

Anzahl Sätze	Wiederholungen	Pausenzeit	Übung
			Aufwärmen 5 min. Arme kreisen, Hampelmänner etc.
4 (später dann 5, 6, je nach Leistung)	8 – 12	45 Sek. – 1,5 min	Kniebeugen (die Schwierigkeit kann erhöht werden, wenn du springst und in der Kniebeuge landest und/oder am tiefsten Punkt 3 oder mehr Sekunden hältst)
3	8 – 12	45 Sek. – 1,5 min	Liegestütze an der Wand erhöht (selbstständig Schwierigkeit erhöhen, wie oben beschrieben)
3	8 – 12	45 Sek. – 1,5 min	Türziehen (nimm ein Geländer oder eine Türklinke – Tür offen, also beide Klinken – und lass dich in die Hocke fallen. In dieser Position den Oberkörper heranziehen)
3	15 s – 2 min (oder mehr)	45 Sek. (je nach Haltungsdauer)	Unterarmstütz (nimm eine Liegestützposition ein. Statt auf die Hände, stützt du dich auf den Unterarmen ab und versuchst, dies so lange wie möglich zu halten)
			Cool-down (Dehnen, Black Roll o. Ä.)

Für das Cardiotraining kannst du dir wöchentlich 3 oder 4 Termine aussuchen, an denen du wenigstens 30 Minuten einer Sportart nachgehst. Die meisten Kalorien verbrennst du bei schnellem Joggen, beim Schwimmen, Squash oder Basketball. Beachte dabei bitte, dass einige Sportarten, wie beispielsweise Joggen, die Gelenke sehr belasten. Wenn du also an Übergewicht leidest, ist es besser, wenn du schwimmst, da du so deine Gelenke schonen kannst.

Mehr von Sinaveria

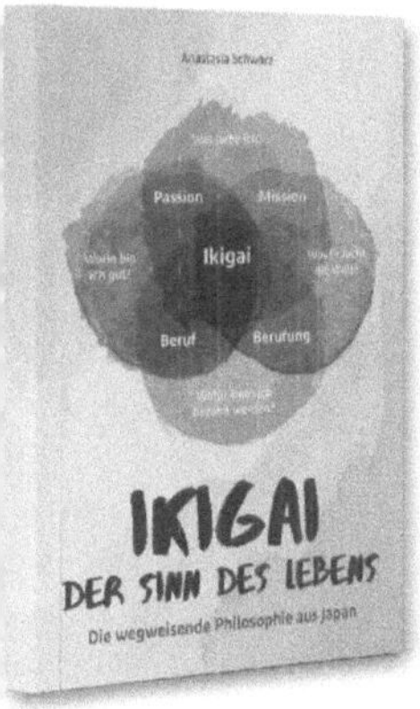

Ikigai - Der Sinn des Lebens

Die wegweisende Philosophie aus Japan mit der du deiner eigenen Bestimmung folgen und deine Pass ion mit Leichtigkeit leben kannst!

Das Wort Ikigai hat seinen Ursprung im Japanischen und setzt sich aus „iki“ (Leben) und „gai“ (Wert) zusammen. Übersetzt ins Deutsche bedeutet Ikigai „Wert des Lebens“ oder „lebenswert“. Freier lässt sich Ikigai auch als „wofür es sich zu leben lohnt“ oder „Freude am Leben“ verstehen. Das Ziel dieses Modells ist nichts Geringeres als für sich den Sinn des eigenen Lebens zu finden, diesem eine Bestimmung zu geben und damit den Schlüssel zu absoluter Erfüllung und Zufriedenheit zu finden.

ISBN: 978-3-98601-028-7

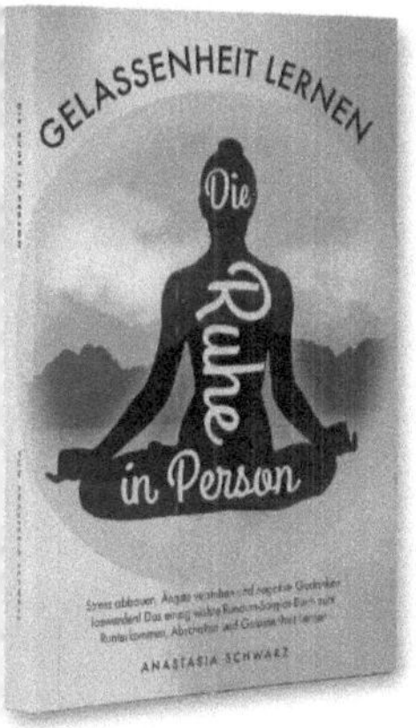

Die Ruhe in Person

Stress abbauen, Ängste verstehen und negative Gedanken loswerden! Das einzig wahre Rundum-Sorglos-Buch zum Runterkommen, Abschalten und Gelassenheit Lernen

Die Vorstellung, gelassen und entspannt durch das Leben zu gehen, ist wirklich attraktiv. Gelassenheit steigert nicht nur die Lebensqualität, sondern auch die eigene Gesundheit, da sich gelassene Menschen viel weniger stressen lassen. Sie treffen bessere Entscheidungen, weil sie sich selbst nicht so schnell unter Druck setzen. Außerdem sind sie oft erfolgreicher als andere, weil sie Probleme mit mehr Abstand und objektiver aus einer anderen Perspektive beobachten können und so schneller konstruktivere Lösungen finden.

ISBN: 978-3-98601-016-4

FSC
www.fsc.org
MIX
Papier | Fördert
gute Waldnutzung
FSC® C083411

Kolibri 360 GmbH
Ferdinand-Jühlke-Straße 7
99095 Erfurt, Deutschland
produktsicherheit@kolibri360.de